Hugo Magnani

Compendio de Sobre Seguridad del Paciente y Gestión de Riesgos

Hugo Magnani

Compendio de Sobre Seguridad del Paciente y Gestión de Riesgos

una mirada ética en el ámbito sanitario

Editorial Académica Española

Imprint
Any brand names and product names mentioned in this book are subject to trademark, brand or patent protection and are trademarks or registered trademarks of their respective holders. The use of brand names, product names, common names, trade names, product descriptions etc. even without a particular marking in this work is in no way to be construed to mean that such names may be regarded as unrestricted in respect of trademark and brand protection legislation and could thus be used by anyone.

Cover image: www.ingimage.com

Publisher:
Editorial Académica Española
is a trademark of
Dodo Books Indian Ocean Ltd., member of the OmniScriptum S.R.L Publishing group
str. A.Russo 15, of. 61, Chisinau-2068, Republic of Moldova Europe
Printed at: see last page
ISBN: 978-620-3-58663-3

INTRODUCCION

La ética ha sido uno de los pilares sobre los cuales se ha construido la Medicina

Desde el Juicio de Nuremberg y la declaración de 1947 recorriendo un largo camino de diversas declaraciones de los Derechos Humanos ha tomado un lugar preponderante en la practica medica sosteniendo el accionar de la Asistencia Medica y la Investigacion pasando en forma exponencial a la manera de la auditoria de los eventos que abarcan desde la RelacionMedico –Paciente ,la inrrelacion entre médicos asi como una herramienta de valor jurídico convirtiéndose en un motor de proyección en la enseñanza de ciencias de la salud y una base que compromete a la creacion dePoliticas Sanitarias

La creación de Comites de Etica Hospitalaria que alcanza a la Argentina a partir de 1996 es un ejemplo del alcance de la ética reconociendo en el dia a dia riesgos a correr en la practicamedica
,su impacto en el paciente, el medico , la Institucion y su expansión a la sociedad con una repercusión que es la Gestion de Riesgos y Seguridad del paciente creándose dentro de los comités comisiones expertas y en muchos casos departamentos dedicados a la exclusiva tarea de detección de errores dentro del ámbito sanitario que generen eventos adversos que provoquen en los actores ya citados situaciones criticas que a mediano olargo plazo a la manera de una rueda terminen socavando el sistema

En 1999 se trazo un hito con la declaración del Errar es Humano del colegio Americano de Medicina y se puso de manifiesto aquella vieja siempre vigente cita "primun non nocere" y tras distintas declaraciones mas la posterior aparición del Consentimiento Informado se fue haciendomas intensiva hasta nuestros días la importancia de Riesgos y Seguridad

Este concepto de actualización en la mejora de calidad asistencial se pretende alcanzar teniendo en cuenta la posibilidad latente de la permanente aparición de errorespreveniendolos o bien tenerlos recursos posibles y adminstrables para mitigarlos en caso de producirse

Aquí la estrategia es aprender de los mismos resultando un paradigmática "Cultura del Error" en lacotidiana practica asistencial medica

Se produce un paradigma reemplazando una Cultura de Acusaciones y Culpabilizacion por una cultura de aprendizaje que a mediano plazo instala un principio de acción ante la inacción que podría producir como secuela la primera deteriorando el sistema de salud

Es decir se evitaría la indiferencia de sus principales actores al evitar hacer por miedo a producir errores que generen deprestigio y castigos y la producción de una rueda que deja como consecuencia la falta de calidad en la atención medica que repercuten en el deterioro de la saludde los pacientes

La prolongación de este estadio de inacción e indiferencia que genera una mediocridad generalizada termina ascendiendo en la escala con repercusión socio económica que puede afectara funcionarios y politicos

Ante estas circunstancias mediante este compendio básico se pretende iniciar a los actores del Sistema de Salud y sus beneficiarios en habitos que llevados a la practica den una utilidad

Recordando la formación de los Comité de Etica los mismos se integran no solo con profesionales de la salud interviene representantes de toda índole de la comunidad hospitalaria y se agregan representantes de la comunidad en el aspecto económico, político ,religioso etca

Entonces queda conformado un verdadero equipo de trabajo entre comunidad hospitalaria y la comunidad en general

De estos conceptos se desprende que una concientizacion correcta puede menguar la posibilidad de producción de errores o mitigar impacto evitando resentir la faz sanitaria con alcance a conflictos socio económicos,además de manejar un junto a estas premisas un análisis permanete de situaciones y crear un ambiente de mayor bienestar en los grupos de trabajo impidiendo eludircompromiso y actuacion

Teniendo en cuenta esta premisa la idea es que todos tengan conciencia y es aquí imprescindible hacer participar al paciente y su entorno de la compresión de lo que es la producción de errores trabajando de esta forma con la realidad y la verdad como regla de oro.

Queda como conclusión que debe trabajarse en equipo para detectar errores y de producirse losmismo tener las herramientas para amortiguar su impacto

El conocer dara oportunidad de prevención resolución y en gran escala a confeccion de Politicas deSalud

Existen ya países que han elaborado la Guias Curriculares para el funcionamiento de la practica desde la enseñanza de pregrado misma hast nivels de especialización con profesionales médicos de las distintas áreas y en las mismas se mencionan los distintos y mas frecuentes errores que potencialmente pueden ocurrir a diario y su prevención y de producirse la forma de mitigar su impacto con un resultante final de promover la capacitación medica continua y el control estricto de movimientos de pacientes,la notificación permanente de los eventos adversos poniendo a la comunicación espontanea como valor agregado .

Concepto y definiciones

Seguridad del Paciente

Es la dimension de la calidad asistencial que implica aplicación de estrategias para evitar ocasionardaño innecesario al paciente asociado a la atención sanitaria

Los sistemas sanitarios son organizaciones institucionales donde la probabilidad de que se cometan errores y algo vaya mal es alta

Analizar los errores al ocurrir debe hacerse en una aproximación sistémica orientada a analizar aquellos eventos adversos que son daños innecesarios producidos en los pacientes y aquellos factores causales buscando soluciones ,rediseñando el sistema y en definitiva aprender de los errores evitando su repetición o mitigando el impacto de producírselos mismos

Calidad Asistencial

Es el pilar fundamental de la atención sanitaria que junto a la sostenibilidad del sistema permite racionalizar mejor los recursos reduciendo costos y ofrecer una asistencia mas segura y centrada en las necesidades del paciente es decir que es un gradoel cual los servicios aumentan la posibilidad de obtener aquellos resultados esperados y son consistentes con la actualidad en el conocimiento científico

La propuesta y alcance de la calidad asistencial

Efectividad:Es la atención sanitaria que se proporciona basando enla evidencia con la producción de resultados en la mejora de salud de individuos y la comunidad integra acorde a sus necesidades

Eficiencia :Es la proporción de la atención sanitaria maximizando recursos sin caer en gastos innecesarios relacionando los costos con resultados y/o beneficios obtenidos

Accesibilidad: proporción de atención sanitaria a tiempo geográficamente razonable en un lugarcuyas técnicas y recursos son acordes a las necesidades de salud detectadas

Equidad es la atención sanitaria proporcionada sin variación de características personales es decirgenero ,raza, etnia ,situación geográfica o estatus socioeconómico

Aceptable: es la centrada en el paciente acorde las preferencias de los usuarios y sus respectivasculturas comunitarias

Segura: es la minimización de riesgos y daños a los usuarios de los serviciosNiveles de control y reducción de daños

Profesional

Es la aplicación de practicas clínicas y procedimientos seguros para reducir probabilidad de dañosal paciente

Institucional

Es la practica habitual de una adecuación de los centros asistenciales de acuerdo a normas y estandares a fin de reducir posibles riesgos para pacientes y profesionales en general

Politico

Es la planificación y confeccion de estrategias que se situen en la Seguridad del Paciente en el centro de politicas nacionales e internacionales

RIESGO

Es la probabilidad de que pueda ocurrir un incidente DAÑO EN RELACION A LA ATENCION

SANITARIA

Es aquel producido por todo aquello que provenga de la atención dispensada a un paciente en loscuales se involucran todos los factores relacionados al servicio prestado

En el se incluyen profesionales,pacientes y su entorno ,el ambiente sanitario,los equipos tecnológicos,factores de organización y en definitiva el sistema mismo

Incidente relacionado con la seguridad del paciente es el o los eventos o bien circunstacia que ocasiona o puede ocasionar daños innecesarios a los pacientes

Cuasi incidente :es aquel que no alcanza al paciente .Por ejemplo aquel en el que el paiente por determinado cuadro acude a la emergencia y el medico tratante indica un tratamiento correspondiente con la debida medicación y enfermería con buena practica indaga una alergia medicamentosa relacionada a la indicación y el medico basándose en la información cambia medicamento

Incidente sin daños es aquel que alcanza al paciente sin producir consecuencias dañinas ,sitraspolamos el ejemplo anterior se le administra la misma medicación pero no sufre ninguna reacción adversa

Incidente con daño o evento adverso: es aquel que produce daños y consecuencias,continuando con el mismo ejemplo produce la medicación un shock anafiláctico que continua con la internacióndel paciente en UCI con complicaciones

Gestion de Riesgos

Es el conjunto de actividades coordinadas destinadas a prevenir y controlar el riesgo en una organización

Esta dirigida a evitar todos aquellos eventos adversos que afecten a Personas :

paciente,personal y directivos de salud y trabajadores de salud .

Instalaciones :edificios ,equipos ,dispositivos médicos mobiliario y medio ambiente Recursos

económicos: inversiones ,fondos de desarrollo,recursos de investigación Prestigio de la

institución y su personal,reputación, relevancia flujo de pacientes Modelo de gestión

Basado en el evento adverso que existe solo cuando existe un daño en el paciente que lo cause la atención sanitaria y se determina su posibilidad de evitarlo identificando si la actuación sanitaria es o no errónea para lo cual se compara mediante la evidencia científica la atención prestada conreferencias

ERROR .SU INCIDENCIA EN LA LABOR ASISTENCIAL

El ERROR se puede definir como no efectuar aquellas acciones que se planean o la aplicación de unplan incorrecto demostrando la diferencia entre lo que se hizo y lo que se debería hacer

Los errores se pueden clasificar como de Comision de efectuar algo erróneo(ej continuar un tratamiento medico en aquellos pacientes quirúrgicos) o errores de omisionque son los que se producen si no se hace lo correcto(ej.no brindar un ttoantibiótico una vez detectada una infección)

Por ende los errores facilitan la producción de incidentes y riesgos por lo tanto es imprescindibledetectarlos para controlarlos

Si tenemos que clasificar aquellos errores humanos de carácter básico:Olvidos o lLapsus :por

fallo de la memoria momentánea

Despistes o Deslices por falta de atención o distracciones

Equivocaciones por efectuar un plan inadecuado cuando existe un fallo de una tarea por mala formación o falta de experiencia en un profesional,por aplicación de forma incorrecta de una reglao mala aplicación de la regla correcta por ejemplo la mala administración o inadecuada de unanalgésico o un antibiótico

Infracciones son la acciones deliberadas desconociendo las reglas ,normas ,protocolos o procedimientos establecidos debido a la falta de interés ,indiferencia o planificación adecuada

El error constituye tradicionalmente en nuestra cultura un motivo de desprestigio ,burla ,ridiculización de situaciones sin importar el alcance de la gravedad de las mismas de quienes lo fustigan y el avergonzamiento de quienes lo cometen y un temor de volver a repetirlos dejando una sensación en el resto de la gente que ese mismo temor obligue a situaciones de inacción

Asi mismo el error constituye un nivel de castigo y represión a quien lo ha cometido y esto sumapara que por temor a que se produzca se incremente la mencionada inacción

Si transpolamos esta situación al ámbito sanitario veremos que la inacción como una especie de rueda puede llevar a otro error que por dilación de los hechos termine perjudicando al paciente yprovoque mas fisuras en el sistema con el consabido costo social y hasta un alcance en lo político

Si ejemplificamos esta situación podríamos citar una situación donde un medico pretende realizartratamientos ya correctamente aceptados científicamente y carece de los elementos o bien su personal por falta de experiencia se niega entonces por esa circunstancia se puede perder la posibilidad de efectuar un tratamiento correcto con la consecuencia negativa para el paciente aquíla falla involucra a distintos actores quizás el medico se ha encarnizado con un tratamiento improbable para la infraestructura de su servicio y no supo derivar a tiempo pero porque falta la experiencia en el personal ,es obvio que el sistema en general no le importo capacitar personal para una labor especifica que pudo haber mejorado al paciente en menor tiempo y con menor costo a riesgo aun de la vida del paciente

Como vemos el error no es solo personal es colectivo y podemos ver como se puede a través delmismo involucrar a todos los actores de acuerdo a las circunstancias

Hacia la CONSTRUCCION de una CULTURA de SEGURIDAD

El error ha provocado una cultura de CULPABILIDAD YCASTIGO que tiene mas implicancia en lo JURIDICO

Sin criticar ni desmerecer esta premisa se considera que el error para lo sanitario no puede subsanarse con la misma y aquí viene el verdadero PARADIGMA

El mismo implica que error no debe significar un CASTIGO sino debe considerarse un APRENDIZAJE

Entonces el desafio acorde a todo lo explicitado es como a traves del error que ha constituido unagravio una vergüenza y un castigo se puede crear seguridad

Tenemos en cuenta por declaración universal que "errar humano es" y la historia ,el dia a dia lo demuestra en los distintos aspectos de la vida

Siempre se busco una perfeccion pero se demuestra que se puede acercar a la misma pero no hacerla imperecedera en cambio el error siempre esta lo que no quiere decir que siempre se cometa y ello depende de cada uno por lo tanto si cada uno sabe que el error esta siempre ahí esimportante saber que se puede producir en cualquier momento y debemos estar siempre alerta para evitarlo y si ocurre algún evento desfavorable que parte de un error saber cual puede haber sido para remedarlo y disminuir sus consecuencias y alcances por lo tanto la premisa cambia y ahora el error es un punto de aprendizaje cuyo RECONOCIMIENTO como situación que puede serposible constituye el primer punto para comenzar a tener SEGURIDAD

En concreto olvidar aquello que "no puede ser " ,"esto no va a pasar nunca ", a mino me puede pasar ", "aquí no pasa eso" o "nunca existen la complicaciones" y cambiar por la simple preguntasi puede suceder o que puede suceder ,ello implica tener CONCIENCIA DEL ERROR y sus consecuencias constituyéndose en la mejor prevención del mismo y de suceder si se lo tiene en cuenta la manera mas rápida de subsanarlo y menos traumatica de su impacto

Por lo antedicho se impone un cambio paradigmático en cambiar de una cultura de penalizaciónde impronta jurídica a una cultura de reconocimiento de tinte mas humanitario

Para ello es imprescindible un cambio de actitud hacia la realidad misma teniendo en cuenta asi fuera poco graciable la producción de eventos adversos que pudieran suceder en el dia a dia en lastareas habituales y que el mismo puede aparecer a cualquier nivel admitiendo una falla colectiva

Tratando de explicar mejor la diferencia con lo juridico sin desprendernos del Derecho que es unpilar de la Medicina Legal y de la ética

Podemos afirmar que la aplicación de la Etica a una profesión es la Deontologia haciendo sinónimos la Deontologia Medica y la EticaMedica definiendolos como un conjunto de normas morales o el tratado de los deberes a los cuales se ciñe e ejercicio profesional de los médicos

Si se revisa la Historia la Medicina ha sido la primer profesión que por necesidad ,acorde a su esencia de normas morales y éticas propias constituye el Juramento Hipocratico que se considerael primer CodigoDeontologico de la historia imponiendo a los médicos deberes hacia el pacientebuscando el beneficio de estos ,no hacer daño en determinadas situaciones guardar secreto y confincedialidadetc-

Entonces los médicos clásicos se impusieron a si mismo exigencia de calidad en su desmpeño profesional masalla de las exigencias legales

El derecho como función evita el perjuicio y abuso de personas sobre otras ,la tipificación y penalización de conductas que provoquen daño imponiendo la reapracion del daño causado mientras que la Deontologia medica o ética profesional completa el cumplimiento del Derecho dando un avance buscando la calidad asistencial y el cumplimiento de los derechos del pacientes
,la misma se consigue con la personalización e individualización de la misma correspondiendo una conducta correcta desde una posición legal y ética

Dessde la declaración d ela premisa "errar humano es" se intenta construir una cultura de seguridad para el sistema de salud aplicando un cambio de enfoque aprendiendo errores especificando que la cultura de la culpa no genera aprendizaje ni mejoras considerando que los eventos adversos están mas relacionados a un mal diseño y mal funcionamiento de un sistema quea errores humanos mismos cambiando aquella pregunta de quien es el culpable por la que palntea como y porque ocurre un error generando un impulso socio político dado que en distintos países se analizo la cuestión apreciándose que los errores y eventos adversos provocaron perdidas económicas muy superlativas teniendo en cuenta las indemnizaciones y debe tenerse en cuenta laperdida de confianza ,seguridad de la comunidad

Trabajo en equipo

Es la imprescindible necesidad de sostenibilidad para la construcción de la Cultura de Seguridad

Con todo lo antedicho de lo colectivo y el involucrar a los distintos actores se desprende este concepto del trabajo en equipo confiando en la honestidad y capacidad de aceptar la produccióndel error en cada nivel .

Sin estos requisitos fundamentales que implican honestidad,conciencia ,autocritica aceptando la realidad misma y trabajo en equipo es imposible construir una cultura de seguridad que asegureuna gestión de riesgos

Sobre la Cultura de Seguridad

Debe ser de característica abierta y justa

Es decir es la forma de encausar un dialogo con profesionales, supervisores,,personal en general,pacientes y su entorno mas publico en caso de producción de errores es decir no ocultarlos y darle la explicación pertinente al caso sobre el aprendizaje de las lecciones aprendidas

El trato ante el personal debe ser justo y con el debido apoyo sin importar el rango ante la producción de un evento adverso

De este modo se desmitifican dos aspectos

1) Perfeccionismo:"solo con empeño no habrá errores"

2) Culpabilidad: "castigando a los culpables habrá menos errores"

Debe aceptar la RESPONSABILIDAD DE SUS ACTOS y se debe conocer e interpretar la cultura actualantes de efectuar cambios

Entender la importancia de poner énfasis en potenciar la seguridad del paciente y dar a conocertodos sus beneficios

Cuales son los BENEFICIOS?

Ya hablamos de reducir errores y mitigar impactos como objetivo fundamental para lograr un efecto final positivo que alcance a toda la organización

Conseguir la producción de una transición que parte de elAnalisis de Fallos logrando una mejora continua (ya no importa perfecccion es decir la perfecccion es mejorar dia a dia)

Si se reducen eventos adversos proporcionalmente se reducen las situaciones de stress en el personal en general y se aumenta su confianza disminuyendo la sensación de culpabilidad.

A nivel de pacientes y sus tratamientos respectivos la disminución de errores consigue disminuircostos y la reducción de tiempos de espera(disminución días cama)

Disminucion en el gasto de recursos humanos y de infraestructura incluyendo el administrativo enrelacion a quejas, reclamos y potenciales demandas

A nivel socio político y económico ya implicando a todo el sistema la disminución de bajas de pacientes evita un costo social

Liderazgo su importancia y funciones

Promocion del aprendizaje de Seguridad del Paciente y sus eventos y potencia su comunicación

Gestion de riesgos proactivamente

Publicidad de gestión de eventos adversosInformacion a pacientes y su entorno

Sin olvidar la sanción disciplinaria en eventos graves buscara una gestión con un enfoque al sistema

Este ultimo concepto de Enfoque del Sistema implica que cuando un evento adverso ocurre siempre se centraliza en el factor humano en este caso el profesional o el trabajadoe de sanidadpero al desenvolverse los mismo en un sistema este lleva una parte de las debilidades de organización que pudieren contribuir a la producción de evento adverso teniendo en cuenta queen los eventosadversos en una casi totalidad no existe una intención de maliciosidad

Deben tenerse en cuenta para dar forma al Enfoque:

Los componentes del evento adversoFactores causales

Fallos activos :por acciones /omisiones (actos inseguros)por parte del personal acargo en contactodirecto con el paciente

Condiciones latentes del sistema:referente a planificación,diseño ,procedimientos yvias de comunicación

Violacion de procedimientosFactores contribuyentes

Del paciente y su entorno,tipo de tarea,comunicación ,equipo Factores Sociales :formación

,equipos y recursos

Condiciones de trabajo

Factores temporales:producción del evento adverso por un factor causal
Consecuencias:tipo de impacto

Factores mitigadores reducción del impacto

Tablas de factores contribuyentes :herramienta web utilizada por organizaciones que se componen de personal ligado a eventos adversos permitiendo identificación si falla individual fuecorrelativo a fallo de sistema o adrede por acto inseguro,temerario o criminal basándose en la premisa ¿Por qué? no ¿Quién?

Asi se puede construir un Liderazgo del Equipo de Personas que basa su importancia en que una falta del mismo puede inducir a un trabajo en equipo deficiente haciendo transitar este ultimo a larealización de políticas claras ,motivación ,un entorno abierto que acepte cambios ,capacidad de escuchar y comunicar,aprender;buscando una mejora continua involucrándose dia a dia y fundamental basándose en ejemplos mostrando el compromiso visible de los lideres

El liderago es critico sino la Seguridad del Paciente no es efectivaFuncion de líder de equipo

Fomentar cultura abierta y justa mediante encuestas grupales y colectivas mas el uso de herramientas informáticas en eventos adversos

Asumir el liderazgo de equipo designando responsable ejecutivo de seguridad del paciente dentrode la dirección de la organización y un responsable operacional y representantes en cada área a fin de mantener contactos directos y reuniones de seguimiento para incorporar la seguridad del paciente a personal nuevo

Debe integrar a la gestión de riesgos a la gestión de la organización con el uso de indicadores de procedimientos ,fijando objetivos con los consabidos seguimientos y la incorporación de planes demejoras

El líder debe asegurar la promoción de comunicación de los eventos adversos generando información para el personal y la dirección además de involucrar en las mismas a pacientes y familiares paso este ultimo respaldado por dirección en caso de eventos adversos

Fomentar el aprendizaje de los errores y la enseñanza al personal de como aprender de un como yporque de los errores

Exigir una formación básica para todo el personal y una avanzada a los responsables de los análisisde las causas de errores

Implementar soluciones para reducción de riesgos analizando cambios en practicas proceso o sistema revisando las practicas vigentes acorde a las alertas de seguridad del paciente que se reciban

Contactarse con otras instituciones y sus lideres para mantener actualización en implementaciónde soluciones

La cultura de u equipo se basa en un modelo que ensambla creencias,valores,actitudes ,normas yprocedimientos arraigados qyue determinar influencia en la actuación personal y de trabajo en conjunto

Según Helmeich y Merrit la cultura de seguridad no es solo directivos que dicten líneas de seguridad es todo un grupo de personas que se guian de una creeencia común para su comportamiento basada en la importancia de la seguridad y el entendimiento compartido en el cumplimiento de normas de seguridad del grupo por cada integrante del mismo y apoyándose entre ellos tratando de lograr un fin

Aproximacion Sistemica

Es el método que se centra en las condiciones en que trabajan las personas y trata de crear defensas con el objeto de evitar o minimizar daño que ocasionen los errores

Modelo de Reason

Conocido como modelo del queso suizo que a la manera de las lonchas de un queso suizo con susagujeros representa las defensas o barreras del sistema desde lo individual a lo colectivo y en el momento de la ocurrencia del evento adverso se alinean momentáneamente produciendo el falloen un daño para el paciente

Un fallo humano o fallo activo como se denomina encuentra alineados los agujeros que representan los fallos latentes del sistema

Estos son actos inseguros debidos a profesionales de ocurrencia en el contacto con el pacientesonde duración corta y poco predecibles, siendo conocidos como latentes los debidos al sistema e influenciados por problemas de gestión y organización ,tienen larga duración pudiendo identificarse y eliminarse anticipando antes de los problemas de seguridad para el paciente

Para comprender el esquema en un extremo colocamos el peligro y como lonjas las defensas del sistema con los errores y fallos del sistema que pudiesen producirse : Tecnica inapropiada comunicacion deficiente,formacion inadecuada,fallo en la supervision y la monitorizacion deficiente. Al mellar todas estas contingencias dichas barreras ya en el otro extremo encontramosel daño o daños que se produjeran.

Los Factores de Organizacion cuando fallan es por un proceso mal diseñado ,un equipo obsoleto yse señala la falta de Seguridad como falta de comunicacion efectiva

Se considera Accidente a esas defensas ausentes ofallidas

En el caso de supervision inadecuada se maneja como una condicion latente y el error activo

Acorde a estos conceptos por medio de la aproximación sistemica se puede orientar al análisis de los problemas y sus factores causales buscando soluciones ,rediseñando el sistema y en definitivaaprender de los errores para evitarlos.

Relacion Factor Humano y Seguridad del Paciente

El ser humano tiene posibilidad de fallar con el precio del error que se paga por la inteligencia humana,no pudiéndose erradicar el error pero si crear dispositivos para reducir su aparición lo queindica que el lugar de trabajo debe ser el adecuado posicionando el mismo para enfrentar limitaciones de comportamiento y desempeño de los profesionales a fin de disminuir los errores y su alcance

Ergonomia es el equivalente al factor humano adaptado a una disciplina científica que conjuga las interacciones del individuo.trabajo y organización mediante la aplicación de teoría ,principios datosy métodos para que el bienestar humano circule del brazo con el desempeño del sistema

Su origen es el mundo de la industria de alto riesgo(aviación civil) influenciados por el permanenterediseño de sistemas que puedan reducir riesgos

ES la aplicación de la ingeniería al lugar de trabajo desarrollando mecanismos que reduzcan

erroresComo ejemplificación tenemos

 1)la creación de sistemas de recuerdo sin fiarse de la memoria 2)Realzar la visibilidad de las

cosas importante

3)Revisar permanentemente para lograr la simplificación de procesos 4)Protocolizar y

Estandarizar procedimientos

5)verificación sistematica de las situaciones

6)Supervisar la formación de los profesionales dedicados a procedimientos de alto riesgo

La permanente promoción de la formación sobre el factor humano consigue mejorar condiciones ambientales y habilidades cognitivas y sociales de profesionales logrando una mayor seguridad enatención sanitaria

Principios Claves de Cultura de Seguridad

Asumir reconocer y rectificar errores a través de su aprendizaje

Ser abierta y justa compartiendo información con pacientes y su entorno e imponer un trato justoal personal si se produjera incidente

Como ya dijimos colocar un enfoque sistémico estudiando las fallas del sistema ayudando a las organizaciones a aprender lecciones a fin de minimizar los posibles errores

Comportamiento de una organizacion con cultura de Seguridad

Reconociendo errores promoviendo un ambiente libre de culpa con libertad individual de explayarse sobre errores o situaciones de riesgo y fomentando colaboración entre profesionales enbusca de soluciones

Existencia de voluntad a fin de conseguir recursos por parte de la organización Presencia de

cultura de seguridad en lo habitual

Debe ser una misión de visión y valores en la organización que esta centrada en la asistencia al paciente ,con alcance de establecer objetivos asistenciales y docentes alentando al diseño de nuevos procesos y procedimientos sin dejar de lado el avance tecnológico para el uso de nuevosproductos y equipos que sumen mejorias en dicha atencion

Epidemiologia

Su aplicación mediante diversos estudios aplicados al conocimiento de los estudios ,desarrollados en distintos sistemas de salud de distintos países para conocer frecuencia e impacto de los incidentes que se asocian a la atención sanitaria en multiples ámbitos de la misma ha permitido conocer que un gran porcentaje de los efectos adversos sufridos por pacientes que ingresaron en hospitales se podrían haber evitado y que los mismos están asociados a la medicación,infecciones

,procedimientos y comunicación considerando que las medidas prioritarias mejorar coordinaciónentre los niveles asistenciales ,el uso de medicamentos ,la individualización de los cuidados

,trabajar en equipo y la comunicación.

Herramienta de Utilidad para efectuar análisis

Tormenta de Ideas :aporte de todo el equipo identificando riesgos y reglas para generar ideas enun tiempo de 30 minutos ,luego se revisan para compresión

Tecnica de grupo nominal :es la que permite identificar riesgos y clasificarlos acorde a su importancia pudiendo utilizarse después de la tormenta de ideas y al final se discuten y se votan yse listan las soluciones posibles en relación a una prioridad.

Tecnica de los cincoporque:es una encuesta de pensamientosecuencial lógico que por medio de repetidas veces se pregunta porque ocurrencia de problema encontrando la causa posible con elestricto control del monitos de grupo evitando la pregunta de quien produjo el problema ajustando el análisis del proceso

Diagrama Causa Efecto o de Ishikawa :es un grafico que se lo conoce por su forma como de espina de pescado que describe de forma grafica causas,principales y secundarias que que provocan el problema y su interrelacion para identificar en forma clara el problema verificándolas para buscarla solución especifica de cada una

Diagrama de Pareto:es básicamente una técnica grafica que registra en hojas de datos causas,frecuencia y costos del problema buscando un porcentaje acumulativo de causas llegando a una información imprescidible para comprender el uso de datos en busca de una solución

Grafico de control mustra un proceso relacionado a los datos estadísticos en relación al numero desucesos para ver el problema especifico determinando el grado de control sobre el mismo

Histograma Es un registro en una base de datos que demuestra extensión y limites de los mismosen relación a un proceso

Diagrama de puntos es aquel que muestra datos de las variables y su correlacionIndicadores

Son la unidad de medida utilizada en los estudios monitorizados expresando un numero de sucesos en un numero de casos determinados definiéndolo como el elemento de medición de la practica asistencial mediante evidencia científica o concenso para medir la calidad del cuidado ofrecido

Se clasifican acorde la gravedad del riesgo para la salud de los pacientes como Centinela que mide los graves o el daño potencial que podrían ser evitables y los Basados en índices que midennumero de sucesocuya tendencia esta prevista y de no poder ser asideben ser evaluados

Según el tipo de datos los indicadores pueden ser:

De estructura : mide recursos necesarios para concretar actividadesDe proceso: mide actividad efectuada por profesionales

De resultado : según el beneficio que puede obtener paciente con determinada actividad pueden hacer referencia a mortalidad y morbilidad ,conocimientos adquiridos ,cambios de comportamiento control de enfermedad ,satisfaccion y calidad de vida.

Caracteristicas y propiedades de medición de los indicadores Validez para medir lo que se pretende medir

Sensibilidad de detección de casos de problemas de calidad realesEspecificidad para excluir los casos sin problemas

Fiabilidad para reproducir resultados

Relevancia clínica o frecuencia del problema y su riesgo

Utilidad para determinar aquellas situaciones posibles de mejora Indice de Seguridad Hospitalaria

Es una herramienta que contribuye a identificar el nivel de seguridad hospitalaria fortaleciendo el conocimiento y los elementos necesarios pra la reduccion del riesgo,asi como los aspectos importantes a tener en cuenta referente de los niveles de preparacion del hospital permitiendo de dicha forma establecer prioridades para la realizacion del mantenimiento preventivo ,correctivo acorde a sus resultados, asi com la inversion en aspectos estructurales y no estructurales enlazadoa standares de funcionamiento

Este tiene origen en la gestion de riesgos y desastres aplicados en catastrofes que es un evento enel cual los hospitales dependen mas alla del factor humano y la capacitacion del mismo de la infraestructura a fin de hacer frente a dichas situaciones de extrema emergencia evtando el colapso institucional.

ELEMENTOS FUNDAMENTALES PARA LA CULTURA DE SEGURIDAD

Estructura y liderazgo,medición de cultura a través de cuestionarios que permitan análisis de percepción de los profesionalessobre la seguridad del paciente ,formación sobre trabajo en equiporesaltando la comunicación entre sus integrantes y la gestión de riesgo.

APLICACION DE SOLUCIONES Y PRACTICAS SEGURAS

Es fundamental la información que se obtiene en una organización durante la gestión de riesgos e investigación de incidentes en servicio de identificación de soluciones o practicas intervivientes enla prestación de atención

Se conocen como practicas seguras aquella que se desarrollan para prevenir o mitigar incidentesque se relacionan a la atención sanitariay mejora de la seguridad del paciente

Es destacable que la OMS en el marco de Seguridad del Paciente desarrolla a partir del 2004 estrategis y programas de alcance internacional para mejorar la Seguridad del Paciente

PARTICIPACION DE PACIENTES

Incluye en forma alternativa :colaboración, implicación,cuidados centrados en el paciente entendiendo que son aquellas acciones que los pacientes lleven a cabo contribuyendo a la disminución de errores y/o mitigación de los mismos es obvio que el concepto incluye el entornofamiliar

La OMS en su programa Los pacientes en la seguridad del paciente que data del 2005 tiene comoobjetivo la mejora de la calidad y seguridad de la atención sanitaria

Sin embargo aun se esta lejos de redondear este concepto por falta de formación especifica de pacientes y la dificultad de los profesionales para delegar poder en el paciente y su entorno

Las propuestas actuales para mejorar este punto se centran en la formación y apoyo a profesionales y aumentar información a los ciudadanos en seguridad de cuidadosmediante una política de organización abierta teniendo como ejemplo en distintos países que pretenden formarredes ciudadanas de formadores en seguridad del paciente todas ellas promovidas por los respectivos ministerios de salud para participación activa de ciudadanos en politas d calidad peroesto no significa que se deban hacer responsables de su seguridad

Tipo de prevención en relacion con Seguridad del PacienteQue se persigue en cada nivel

Prevencion Primaria

1) Implantar mejoras con disminución de factores de riesgo

2) Cultura de Seguridad, Entrenamiento,Evitar lo innecesario ,Alternativas seguras

Son elementos que son inherentes al paciente y al profesional dado que esta centrado en un periodo prepatogenico donde el objetivo es evitar la enfermedad

Prevencion Secundaria

- Deteccion y abordaje precoz de incidentes y riesgo

- Sistemas de notificaciony monitorización d(infecciones,erroresdiagnosticos y terapéuticos,medicación)

  Elementos con pacientes en internación en estudio y tratamiento perteneciente a un periodo ya patogénico y el objetivo es retardar la enfermedad

  Prevencion Terciaria

1) Minimizar consecuencias

2)   Reduccion del impacto sobre el paciente3)Resarcimiento de Daños

4)Evitar repetición

Aquí ya es con la enfermedad clínica completa y busca reducir la consecuencias poseyendo ya una información abierta y planificada ,una atención clínica acorde con el objetivo de resarcir el daño imponiendo aquí y a un analisi retrospectivo de la situación

Prevencion Cuaternaria

Es el conjunto de actividades que atenúan o evitan las consecuencias de las intervenciones innecesarias o excesivas del Sistema Sanitario

Este ultimo concepto tiene relación con un tema bioético el cual resalta el encarnizamientocon el paciente hasta las ultimas consecuencias

Esta conducta ha originado litigios entre médicos ,servicios médicos diferentes con responsabilidad hacia el mismo paciente dado cruces de información hacia el paciente y su entorno generando un desequilibrio ético que termina perjudicando al paciente ,burlando su autonomía

Revision de los Derechos del Paciente

Consentimiento Informado

El Sistema Sanitario en general debe respetar las normativas en relación a los derechos la seguridad del paciente

La OMS es la autoridad directiva y coordinadora de la practica de toda actuación Sanitaria que se ha esforzado por la calidad de la misma para todos los individuos efectuando llamados multiples instando a la cooperación entre estado e instituciones tratando de realzar la promoción y protección de los derechos de los pacientescomenzando en 1946 con la universalización del derecho a la salud

En Nuremberg y Helsinki posteriormente se incluyo los principios éticos referentes a la experimentación medica con seres humanos y se establecio como obligatoria la documentación del Consentimiento Informado de manera libre y voluntaria

Dentro de la declaración de derechos humanos se resalto el derecho de las personas a la seguridad social y la salud que remarca el derecho a un nivel de vida adecuado que asegure a cada persona y su familia salud y bienestar comprendiendo alimentación vestido ,vivienda ,asistencia medica y servicios sociales necesarios como también asi a los distintos seguros (desempleo,enfermedad,invalidez ,viudez y en caso de perdida de medios para su subsistencia por situaciones que fueren independientes a su voluntad Ej catástrofes) Legislaciones Internacionales y -vision

En Argentina en 2015 en el nuevo Codigo Civil Argentino(art 59) se establece en resumen que sin consentimiento libre e informado nadie puede ser sometido a tratamientos clínicos ni quirúrgicos y en caso de imposibilidad absoluta coincidente con el tiempo de la atención medica y tratamiento el consentimiento puede ser otorgado por el representante legal que acompañe al paciente de mediar una situación de emergencia con riesgo cierto e inminente de mal grave para vida o salud del paciente ,incluyendo en caso de ausencia de los mismos la posibilidad del medico de prescindir del mismo de precipitarse una situación urgente con el objeto de evitar un mal grave al paciente

España

Ley General de Sanidad 14/86 25 de abril Art 10 y luego modificado por por Ley 41 /2002 regula la autonomía del paciente y los derechos y obligaciones en materia de información y documentación clínica realzando la confeccion de un consentimiento escrito en en casos de intervencion quirúrgica y todo procedimiento invasivo que puedan generar riesgos de repercusión negativa para la salud el paciente

CodigoEuropeo de Etica Medica

Señala que salvo casos de urgencia elmedico debe informar al paciente efectos posibles y consecuencias del tratamiento mediante la obtención del consentimiento en especial si los actos que se le propongan al paciente acarreen peligro serio impidiendo al medico sustituir su propio concepto de calidad de vida por el de su paciente

Doctrina Reglas de Oro

Tras el análisis de las distintas jurisprudencias a la luz de los principios constitucionales y la doctrina imperante en el mundo existen dos reglas de oro

Para el paciente

Tiene derecho a elegir tras la correspondiente información el tratamiento y sus alternativas variadas y distintas ,por lo cual podrá rechazar aquellas actuaciones medicas que no estime correctas desprendiéndose asi un concepto fundamental que el consentimiento del enfermoes fundamental para actuar

Para el medico

Tiene obligación de informar al paciente todo lo relativo a su enfermedad y sus posibilidades diagnosticas y terapéuticaspermitinedo la implicación y decisión del paciente.

Esta combinación de reglas determina una pieza clave en la relación medico paciente

Solo se puede exceptuar aquellas situaciones donde la no actuación medica no provoque riesgos para la Salud publica debiendo estar todo el el mundo de acuerdo no anteponiendo un bien individual a un bien colectivo recordando que el derecho de un individuo termina donde empieza el derecho de otro.

De mediar situaciones excepcionales las medidas adoptadas siempre se deben ponderar evitando lesionar los minimos derechos posibles del enfermo evitando vulnerar la integridaddel paciente ni producir daños irreversibles.

Siempre debe aclararse que en casos extremos de necesidad por los presupuestos queoriginan que los daños producidos no sean mayor que el que se busca evitar

Argentina :RelacionCodigo de Etica con la Seguridad del Paciente(COMRA 1955)

 Es un código que a traves de sus capítulos y artículos da una expectativa hacia la seguridad del paciente en cuanto a los deberes del medico: hacia la sociedad donde realza que el medico no debe distinguir de nacionalidad ,religión,raza,partido o clase prestando servicio a la enfermedad exclusivamente realizando todo aquello que sea favorable al paciente notificando todo aquello masalla del resultado y la evolución sin llegar al abandono por incurabilidad ni el encarnizamiento y todo debe ser consentido por el paciente o familiar en caso de incapacida;y en cuanto a las realciones con sus colegas o el personal administrativo o medico debe guardar el respeto correspondiente cuadrando una similar conducta ante sus relaciones científicas debiendo saber el momento en que debe someter a junta cualquier paciente que lo requeriese buscando una atención mancomunada;asi también marca las funciones de los especialistas a bien de mejorar la calidad de la atención y la importancia de guardar el secreto profesional .

Como se puede apreciar todos ellos si hacemos un análisis traen a colación una introduccion al salvaguardo de la seguridad del paciente pudiendo aseverar que existe una bas importante para instalar la cultura de la seguridad y la gestión de riesgo.

Asi se se resume que la importancia de la seguridad del paciente y la gestión de riesgo parte de una obligación ética de no maleficiencia que trabaja sobre una magnitud del problema que se refleja en un porcentaje importante de ingresos hospitalarios comprometidos con consecuencias para el paciente pudiendo generar un sufrimiento y discapacidad que a causa de los tratamientos ,perdida laboral ,indemnizaciones y seguros provoca consecuencias económicas y traumáticas para la sociedad

Hitos de Vision Internacional

Alianza Mundial por la Seguiridad del Paciente 27 de octubre 2004Aquí se delimitaron las áreas

de enfoque y actuación

1)Reto global de la Seguridad del Paciente2)Participacion del Paciente

3Desarollo de la Seguridad del Paciente 4Investigacion del Campo de la Seguridad del Paciente

5) Busqueda de Soluciones para reducción de riesgos y mejora de la atención sanitaria

6)   Comunicación y Aprendizaje sobre la forma de mejorar seguridad del paciente 2005

Atencion limpia es Atencion Segura

La idea era adoptar y reconocer un método internacional de vigilancia que pudiera evaluar la infecciones arribándose a la conclusión que la mejora de seguridad y reducción del riesgo se puede efectivizar con manos , habitos, productos ,entorno.equipos limpios apoyándose en ´racticas basadas en la evidencia asegurando que la sostenibilidad de toda acción seprolongase mas alla de los dos años del periodo inicial propuesto

Tambien se delimitan aquellas áreas con Soluciones para la Seguridad del Paciente

Medicamentos de aspecto o nombres parecidos

Identificación de pacientes

Comunicación durante el traslado de pacientes

Realizacion en el lugar corporal correctos de los procedimientos correctosControl de soluciones

 Presicion en transiciones asistencialesConexión de catéteres o tubos

Uso de dispositivos de inyecciónMejora de higiene de manos 2007 Cirugia Segura Salva Vidas

Utilizacion de la lista de verificación para seguridad quirúrgica de pacientes conocido como check list confirmando identidad del paciente y su consentimiento con el procedimiento que se le va a realizar a fin de corroborar la localización correcta de la cirugía,el tipo de anestesia .el uso previo y posterior del equipo o elementos que se va a utilizar,profilaxis de antibióticos la recuperación inmediata del paciente abarcando entrada ,momento d ela incisión quirúrgica y previo a la salida del quirófano

Este procedimento compromete al cirujano y equipo ,personal quirófano y anestesia

Se busca una cirugia y anestesia segura con reducción de infecciones y la realización de un trabajo en equipo.

Que organizaciones internacionales trabajan por Seguridad del Paciente Organización Panamericana de la Salud OPS

Consejo de Europa

National Health Service de Gran Bretaña Agencia de Seguridad Revision y Calidad EEUU

Organizacion en Comisiones de Acreditacion de Seguirdad en SaludEEUU Forum Nacional de Calidad EEUU

El uso de la Historia Clinica .Pilar en la seguridad del paciente

El uso de la misma implica un sistema de admisión que debe ser capacitado con agentes bien entrenados para el manejo fluido de las normas y tramites y tiene la base en que allí comienza la correcta identificación del paciente con sus datos correctos y que no sea un mero nro de sala y cama algo que ha llevado a cometer groseros errores que se extienden a distintas áreas de la internación pasando en pruebas analíticas radiológicas,errores de medicación, transfusión ,procedimientos de riesgo,altas neonatológicas.Como ejemplificación de este tipode situaciones no es aconsejable que la persona que atiende conmutador documente ingresos y que en horarios o días especiales sea una sola persona en los diferentes servicios que efectue tramites semejantes están asignada a la emergencia por ejemplo

Por lo tanto desde su ingreso ya sea por consulta regular o de emergencia o bien internación en el sistema de salud el paciente debe estar correctamente identificado e informado todo sobre su circulación dentro de cualquier estructura edilicia para su correcto desplazamiento dentro de la información se le debe hacer comprender al paciente que esta es una obligación personal que se apareja a su derecho de salud y esa es la educación que debe estar dispuesto a recibir como parte de lo que ya en otros párrafos mencionamos acerca de su inclusión dentro del sistema.

Este sector de admisión debe llevar registrado minuciosamente el ingreso y egreso de los pacientes y poseer cada empleado la información medica correcta y las ordenes escritas y firmadas de internación procurando que los profesionales médicos afinen este paso entendiéndose que esta documentación adquiere una responsabilidad particular y legal que asuma cada establecimiento de salud na vez admitido y registrado el paciente

Es imprescindible el registro de todo paciente que reciba algún tipo de atención quede registrado en admisión y en el sector donde se lo deriva y en caso de internación ingresarlo

a un sistema donde conste todos sus datos de filiación a la manera de informa de hospitalización y este debe ser conocido también por algun familiar quien sea referente de internacion para que este a través de todo ese periodo en el cual quede internado sea también el receptor de información y tal vez vocero familiar de la situación diaria del pacienteevitando de este modo que el mensaje emitido por los médicos en el parte diario lo escuche una sola persona logrando de esa forma afinar la comunicación

Tambien el personal en general debe conocer la importancia de la aplicación del Conocimiento Informado con el cual debe estar ya adherido a las demás hojas de ingreso y los cuales seguirán el paso a paso del paciente durante su internaciony que sin el mismo seria imposible avanzar

Cada miembro del equipo de salud debe convencerse que la Historia Clinica planifica la atención del paciente y contribuye en su continuación una información frotaleciendo un sistema de comunicación entre médicos y el personal de salud en su totalidad sirviendo para brindar una evidencia documentada sobre el curso de la enfermedad y tratamiento del paciente y es un elemento que favorece con su correcto funcionamiento la protección de los intereses legales y patrimoniales del paciente del esblecimiento y de cada integrante delequipo de salud

Aquí surge una premisa :

Aquello que no esta en la historia clínica es como si no se hubiese hecho y aquello que este incompleto es como si no se hubiera terminado de hacer y aquello mal registrado es como sise hubiese hecho mal , entonces desde cada medico hasta la dirección del establecimiento pasando por todo el personal de salud deben estar convencidos de todo lo antedicho para proteger la confeccion y el correcto desenvolvimiento de la historia clínica mas alla de lo administrativo si no con un criterio de buena profesionalidad

Hoy en dia en el ámbito de la Republica Argentina en hospitales se ha implementado enl os servicios de Medicina Legal la continua auditoria de historias clínicas con la estricta revisión de la misma utilizándose el método FODA mediante el cual con distintos parámetros se realiza una puntuacion o score que demuestra la posibilidad que por el mal manejo ,presentación y otros aspectos variables una historia sea desventajosa para el medico o los médicos que intervengan en ella (Score de Riesgo Medico Legalde las historias clínicas) dejando esto como asumido que existe una asociación directa entre el manejo de la historia clínica y /o el daño beneficio que pudiere sobrellevar la atención medica a la manera de causa –efecto(art.901 a 906 Codigo Civil) llevando a la convicion judicial "Pro Homini" en la producción de culpa si se probara la relacion de causalidad

Asimismo la institución se encontraría mas involucrada ante una perdida dado que es el responsable de la confeccion y custodia de la misma asi como denunciar la perdida por lo que no hacerse cargo dejaría un actuar negligente.

Comunicacion

Ante las altas medicas ,derivaciones a otras instituciones o cambios de sector en la historia clínica es imprescindible dejar constancia del estado del paciente en el momento ydocumentar también por el personal de enfermería resguardando las indicaciones con las que se los traslada además de mejorar la comunicación con el medico receptor de otro sector o institución evitando generar malos entendidos asimismo el entorno debe estar informado yen el caso del alta debe munirse al paciente y su entorno de las indicaciones correspondientes y debe figurar la cita post internación en la cual debe figurar el diagnostico y facilitarse una Epicrisis de forma preventiva si el paciente por urgencia consultare en otro establecimiento en las mismas debería dejar constancia del medico tratante y medio de comunicación a fin de que aquellos que lo recibieren puedan contactarse con dicho medico por una cuestión ética

Asi mismo por comunicación es imprescindible que el sector tratante se comunicare conotros sectores dentro del hospital en la faz de estudios
(rx,imágenes ,laboratorio ,interconsultas)para dejar establecido claramente que tipo de estuidos o procedimientos se le deben realizar y obviamente el entorno estar al tanto deestos pasos y el porque de los mismos .

Se considera que este método es practico y sencillo en su ejecución y de rápida resolución permitiendo reconocer errores para su posterior enmienda

En concreto se puede afirmar que el sistema de comunicación es una herramienta de gran importancia que permite la recolección de datos sobre incidentes producidos en el ámbito sanitario a partir de los cuales se puede mejorar la seguridad del paciente aprendiendo de las experiencias contribuyendo al mejorar el clima de seguridad dentro del ámbito de trabajo y una vez investigados la identificación de factores latentes en el sistema permite rediseñar el sistema para volverlo mas seguro no importando la confeccion de un registro de incidentes sino incorporación de los mismos destinados a formar un sistema para aprender y compartir lecciones aprendidas

Tipos de Sistema de notificación

1) De notificación voluntaria /obligatoria

2)   De incidentes sin daño / incidentes y efectos adversos3)Generales /Especificos

4Unicamente notificación de profesionales sanitarios/profesionales y pacientes

Habitualmente la notificacion tiene barreras que hacen difícil su accionar ya fuese por el aumento de trabajo y el tiempo que puede llevar, el miedo de culpabilizar a otros como si la notificación fuese entendida como una delación dentro de una misma organización,las posibiidades latentes del riesgo medicolegal y genrar un sentimiento de culpabiidad en especial en los profesionales mas jóvenes en formacion.

Relacion Seguridad del Paciente y Mala Praxis

La comunidad medica desde hace algunas decadas ha encendido alarmas por la aparicion de la "industria del juicio por Mala Praxis" , que para las sociedades cientificas es considerado como un negocio infame que solo busca la satisfaccion economica mas de varias veces pergueñadas por una minoria de inescrupuloso profesionales delderecho aprovechandose de un dolor ajeno legitimo o una ira entendible ante un resultado medico no deesado y mas de las veces inevitable .Esta preocupacion de los profesionales y distintos integrantes del sector salud es totalmente compresible dados los aumentos registrados de la frecuencia y severidad de aquellos juicios por responsabilidad profesional generando un aumento reciproco de los costos de las sentencias economicas .

En Argentina la clausula de litigar sin gastos que permite al demandante no pagar tasa de justicia lo cual provoca que aun ganando deben hacerse caro de la misma el medico y la institucion demandada por lo cual se ha podido apreciar que una gran parte de las sentencias y condenas se han producido ante complicaciones inculpables producto del mismo riesgo de la atencion medica tratandose entonces de una litigiosidad indebida ; que ante las mismas la comunida medica ha buscado mediante distintas estrategias evitar estos eventos pero han sido rechazados por considerar las mismas de tipo corporativo

Entonces se ha buscado que mediante de las iniciativas de seguridad del paciente conseguir una disminucion de estos litigios

La comunidad medica tiene habitualmente una intolerancia al error a pesar que este es parte de la conducta humana considerando como una falla moral lo cual desvasta a muchos profesionales generando finalmente en su accionar una sensacion de inseguridad que lo llevaa un estado de indiferencia tratando de evitar realizar distintos actos en la atencion medica que a un mediano y largo plazo provoca a la manera de una rueda la falta de atencion medica correcta y al generalizarse esta conducta un impacto en las instituciones y la sociedad misma

Se puede de ese modo afirmar que se entenderia como una demonizacion del error que se compara al concepto de negligencia

Aqui es donde juega la importancia de la seguridad del paciente pasando el error a unaposicion no de enemigo si no como un punto de aprendizaje a fin de ser evitado o biendisminuyendo el impacto

Puede ocurrir que disminuya el acceso a la salud cuando los profesionales rechazan casos complejoso realizacion de procedimientos por temor a la demanda o el mismo motivo la instalacion de una medicina defensiva por la cual el medico ordena exceso estudios o procedimientos lo cual genera un gasto innecesario

Si se suman los gastos por los juicios estamos ante una situacion en la cual los costos son incalculables resintiendose el sistema sanitario

El sistema legal tiene un abordaje individual y punitivo de neta confrontacion a la cual se debe anteponer una vision sistemica y no punitiva de la seguridad cuyo eje no es la culpa sino el proceso del error tratando de que el riesgo de producir un daño que se puede evitar es mayor que el de una demanda por responsabilidad profesional

La movilizacion mundial por la seguridad del paciente es la mejor oportunidad dejando atrás posturas defensivas de bajo redito a una mas activa ,interdisciplinaria focalizada en desterrar procesos y condiciones inseguras para los pacientes y su entorno

Esto obliga a generar condiciones de de trabajo ,factores humanos ,liderazgos y una cultura de organización elementos indispensable que muchas veces no son tenidos en cuenta al hablar de prevencion

Se entiende que instalar esta cultura es mas dificil pero podra a largo plazo ser una herramienta que va mas a alla de lo defensivo y debe haber predisposicion de realizarinversion en las mismas.

Se considera que la posibilidad de mejorar el riesgo medico legal brindando mas seguridad en la atencion se alinea mejor con los intereses de los pacientes y las instituciones.

iNFLUENCIA EN LA NUEVA ORGANIZACION HOSPITALARIA

El hospital publico es el gran receptor por excelencia de pacientes en especial aquellos de urgencias lo cual se desvanece ante malas condiciones edilicias,tecnologia escasa o nula fuera de epoca lo que en muchas ocasiones imposibilita eficiencia en los procedimientos de rutina lo cual deben implementarse un analisis mediante indicadores de salud en forma continua a la manera de contribucion al bienestar de la comunidad .Esos indicadores permiten presentar la realidad de la institucion

La actual gestion publica implica cambios conceptuales ;no se menciona administrar sino gestionar que es conseguir resultados obligando a control que verifique conseguir objetivos debiendo adaptarse los hospitales a las exigencias de estos tiempos de indole social politica y economica mas aquellos cambios estruturales basicos marchando a una modernizacion que este centrado en sus competencias esenciales ,integrando el conocimiento con la eficiencia con la utilizacion de los recursos y aumentando la accesibilidad.

Dado estos lineamientos es imprescindible la informacion en pos de tomar desiciones con los datos procedentes de distintas fuentes pero habitualmente se aprovechan escasamente por distintos motivos dado que muchas veces los indicadores que son de mayor interes para el medico quedan embuidos en un conjunto de de datos que no son interesantes para ellos ,son complejos generados en distintos tiempos y no son difundidos en forma adecuada.

Debe este analisis conjunto que bien podria denominarse direccion estrategica y evalucion de desempeño ha conseguido mejores resultados de la gestion mediante un mando integral o tablero de comando integral que es una forma integrada balanceada y estrategica de medir el progreso y direccion a futuro que transforme la vision en accion de un conjunto coherente de indicadores y objetivos

Dentro de un nuevo modelo de organización hospitalaria en la cual se toma como punto de partida que los hospitales son un servicio esencial dentro de lo social debiendo desarrollar una gestión basada en escuchar y comprender los fenómenos que forman la organización y su entorno que identifique las necesidades de los usuarios brindando una mayor eficacia y eficiencia con mayor aproximación a los usuarios ,con una mayor apertura a la participación comunitaria requiriendo para esto cambios profundos que agilizen recursos financieros y humanos los cuales pueden ser usados en cambios culturales mas sensibles que alcancen a los agentes sanitarios y pacientes ,pensando que bien podría dentro de los mismos hacer impacto la nueva cultura de la seguridad a fin de optimizar esos recursos humanos y financieros

En numerosos lugares del mundo los hospitales públicos presentan una situación critica en los aspectos de :eficiencia,calidad de atención y limitación de accesibilidad en especial en relación aquellas poblaciones vulnerables con un quehacer diario que ante una gestión administrativa netamente burocratica sumada a los habituales recursos insuficientes y presiones de tipo legal convergen en un rechazo al riesgo ,una motivación baja desembocando en un modelo tendiente a a lo reglamentista a ultranza ,hipercentralizado y de baja autonomia tanto para los usuarios como para los agentes de salud

Se habla muchas veces de incrementar un nivel empresarial lo cual técnicamente puede ser fiable pero debe extremarse la auditoria dentro del mismo a fin de evitar excesos ,interés, creados individuales y grupales que persigan fines de lucro .

El modelo empresarial debe ser aplicable en cuanto a permanente adaptación dada la adecuación que deben experimentar los servicios de salud respetando paradigmas y cambios ya sea en lo tecnológico como lo humanoque favorezca un crecimiento en lo personal como lo colectivo utilizando una creatividad que monten un escenario en el cual sea indispensable una nueva organización sanitaria que se configura como un sistema vivo y abierto influido y proyectado a los valores personales que componen toda la organización y su entorno teniendo cuenta la comunidad.

Las nuevas tendencias administrativas deben considerar principios que se deben tener en cuenta para un nuevo modelo de organización que comprendan;

Estructuras planas ,participativas co responsable de gestión; estas deben ser flexibles de adaptación fácil en los cambios evitando segmentaciones dentro de servicios hospitalarios en sus especialidades disminuyendo la rigidez

Recursos diferentes de uso multiple que se organizen en complejidad

Al a funcionalidad humana operativa agregar comunicacion mejorando las instancias de apoyo que haga del recurso humano un aspecto mas sano,cay motivado lo que contempla mejorar funciones de bienestar ,salud ocupacional capacitación y prevención de riesgos.

Comenzar a implementar integraciones interhopitalarias a manera de red y comunitarias

Es obvio que para estos requisitos se impone una nueva matriz administrativa que se base enun planeamiento estratégico ,control de gestión y de evaluación del desempeño.

Para todo esto es imprescindible una monitorización permanente de la evaluación operativa con indicadores de gestión a la manera de guía practica que muestre la realidad de la institución en distintos instantes a fin de interpretar aquellos problemas organizacionales a fin de evitar causas y permitir a sus directivos conocer si se cumplen metas para delinear nuevas planificaciones si se necesitasen

Alcance Social en Relacion al Enfoque Sistemico de la Seguridad del Paciente

La necesidad del bienestar de la personas y su actuacion como agentes sociales dentro de las sociedades modernas se considera un bien meritorio o sea que es prioritario para la comunidad para que sea accesible a todas las personas o sea que las personas lo merecen yestos sean producidos en cantidad y calidad necesaria para las personas y la sociedad en general y ademas debe ser considerada la salud como un bien preferente porque los beneficios que esta produzca deben ser superiores a los gozados por las personas que son los consumidores de dichos bienes

Pese a estas consideraciones no existe un acceso equitativo en las personas para que estas no mejores su estado de salud

Si nos posicionamos en el esquema del queso de Reason se percibira que existen barreras las cuales son sorteadas para la produccion del error y su consecuencia de daño que en estos casos representan esa falta de acceso a la salud y su calidad en la atencion del paciente y son estas inherentes al paciente mismo y otra propia del sistema.

Dichas barreras que favorecen el daño son

Barreras educativas: falta de conocimiento de existencia de bienes de salud

Barreras economicas :escasez o falta de recursos economicos (no hay para viajar a un hospital)

Barreras geograficas : residencia lejos de servicios de salud

Barreras institucionales: son las propias de los servicios de salud que son insuficientes no pudiendo responder a la demanda

Todo esto explica un aumento de la morbilidad y mortalidad que pueden generar los errores yla produccion del evento adverso con el consecuente aumento de un indice de enfermedadesy discapacidades que repercutiran en lo socio economico

Es aquí donde se impone la intervencion del estado generando Politicas de Salud y se pretende que la Cultura de la Seguridad sea una base para favorecer la confeccion de las mismas

Si se situa a la salud como una construcción histórico –cultural que se dimensiona como proyecto social con un eje en la protección social la misma es un concepto univoco e inmutable dado la cantidad y calidad de variables participantes en la cual intervienen valores tradicionales ,creencias conocimientos y normas de cada grupo social en toda su historia o bien puede considerarse que es una construcción socio cultural relativa a cada momento histórico redondeándose que es un proceso determinado con componentes históricos,socio económicos,culturales biológicos y psicológicos que para preservarse y mejorar implica una construcción social dinámica emparentada a concreción y derechos humanos de las personas

El hecho que su faltante afecte seimpre en forma mayoritaria a gente mas pobre hace que tome un papel de componente importante del desarrollo social y su cuidado siendo un instrumento muy eficaz de equidad y justicia social convirtiéndose un objetivo estratégico de todo gobierno como componente esencial de atención sanitaria publica indicada c romper el circulo vicioso de la pobreza y el alcance de un desarrollo humano sostenible

Asi dentro de este contexto la salud y su cuidado forman parte de la protección social o bien dicho una garantía ,tutela o seguridad otorgadas por la regulaciones estatales en pos que un individuos o un grupo de individuos pueden satisfacer sus necesidades y demandas con bienesy servicios preferentes necesarios para alcanzar un a calidad de vida considerada digna por esa sociedad sin existir barreras restrictivas

DE existir grupos o personas que no tuvieran alcance a estas garantías se pasaría a excluidos y marginados sociales

La efectividad de la seguridad social se efectiviza por un conjunto de medidas que constituyenla sprestaciones de seguridad social como prestaciones individualizadas de bienes y servicios que son dirigidas a prevenir y atender aquellas situciones de necesidad o riesgo que llegan a los individuos afectando su calidad de vida o su patrimonio

Siguiendo esta lógica la sociedad otorga a través del estado a fin que los individuos puedan satisfacer sus demandas en salud la protección social

En este punto debemos hacer hincapié que el paradigma que han impuesto los errores para construir una cultura de seguridad y gestión de riesgo se aplicaría en virtud de que una política sanitaria de estado que tome este paradigma como evaluación dentro de la capacidad de rectoría por parte del estado a partir de una política solida y explicita en relación a la evaluación e incorporación de tecnologías sanitarias incluyendo nuevos procedimientos y medicamentos que lleven a una adecuada asignación de recursos basándose en decisiones informadas por la evidencia pudiendo seleccionar alos mas costo efectivos imponiendo un camino mas equitativo y ético

Si tenemos presentes todos estos parámetros permite ver ese despliegue que efectua en los distintos aspectos la seguridad aplicando un verdadero enfoque sistémico

Desde mediados del siglo xx teniendo en consideración el planteo de Thomas Mc Keown sobre la importancia de las mejorías de las condiciones sociales en comparación a las invenciones biomédicas y el aporte de Marc Lalonde (ministro de salud de Canada en la década del 70) con la introducción del Campo de la Salud que analiza los componentes del mismo(condiciones biológicas humans, condiciones ambientales, estuilos o habitos de vida mas estructura organización y funcionamiento de los servicios de salud)ha quedado claro que los incidentes pueden producirse por distintas variables posibilitando un analisi sistematico que conlleve al estudio de los errores cometidos para prevención y mitigación de impacto

Existe habitualmente una paradoja en los sistemas de salud dado que un mayor nro de morbimortabilidad es debida a causas evitables la mayor asignación de presupuesto sedestinan a diagnostico precoz,prevencion de complicaciones de procesos curativos
,rehabilitación y reinserción social del paciente en contraposicon a promoción de la salud y prevención de enfermedades.Teniendo en cuenta esto podríamos decir que si a los últimos le agregamos la cultura de la seguridad podríamos ver que los costos disminiurian notablemente ,pero de todos modos la aplicación de inversión en cultura de seguridad implica una inversión en uso de lo edilicio y tecnologías aplicables dentro del presupuesto mas abultado pero evitaría el ahorro dentro del mismo especialmente dado que se podrían evitar secuelas que prolonguen por ejemplo la rehabilitación y la reinserción social .

Formulacion de Estrategias

El modelo de Seguridad y gestion de Riesgos esta basado en un modelo de Planificacion Estrategica

Es decir que tiene como objetivo la identificacion de una mision en la institucion o grupo para definir la vision del futuro mediante una investigacion internay externa

Para ello cuenta como herramienta fundamental elmetodo Foda(fortalezas, oportunidades como internas y debilidades amenazas con el analisis de formulacion de estrategias para generar y evaluar aternativas factibles para luego realizar mediante fijacion de objetivos y estrategias asignando actividades que tengan sus correspondientes recursos responsabilidades y tiempos en pos de ejecutar dichas estrategias las cuales deben ser evaluadas midiendo los resultados y efectuando la correcciones respectivas

De esta forma se acercaria a un exito mas duradero adaptando practicas y estrategias operativas adaptando a los cambios que se dan en el mundo

Esto acorde a lo hablado sobre la planificación estratégica percibe un modelo que cubre aspectod de carácter macro que involucran un mediano y largo plazo apoyando identificación de cursos de acción que establezcan prioridades institucionales y es obvio que en salud y atención sanitaria la seguridad del paciente debe constituir una prioridad

Por lo tanto este proceso debe ser continuo requeriendo constante retroalimentación para verificar su correcto funcionamiento con la ayuda colectiva de todo el sector desde los estratos mas básicos a los mas encumbrados apoyándose en los correctos indicadores de información convirtiéndose en el sector publico en especial en un permanente desafio con objetivos preestablecidos a fin de cumplir con la misión y visión

Mas aun si tenemos asumido que la planificacion estratégica enfoca su atención en los aspectos externos a una institución o sea el usuario final que mejor foco objetivo es la calidad de la atención del paciente basada en su seguridad aprendida de los errores que se puedan suscitar a fin de evitar eventos adversos

La planificacion se instrumenta desde los conceptos basicos hasta una planificacion gubernamental vinculandose con los indicadores de desempeño y los procesos presupuestarios que se orientan a los resultados

La metodologia es simple y propone la construccion de los indicadores con la necesidad de articular el sistema de monitoreo y evaluacion con diversos tipos de indicadores acorde a los propositos tratando de identificar la mejores opciones y practicas y los errores mas frecuentes que compliquen el sistema.

Esta herramienta de la gestion permite apoyar la toma de desiciones de organizaciones en relacion al quehacer actual y el camino a recorrer planteando una especie de ejercicio de formulacion y establecimiento de objetivos prioritarios que establece el curso de accion para alcanzar los mencionados objetivos

A traves de un diagnostico de situacion de actualidad mediante el analisis de brechas institucionales se establecen las acciones para llegar a un reultado deseado a mediano o largo plazo

En conclusión dicha planificación estratégica que genera la seguridad del paciente es la base para la constitución de una Gestion de Riesgo

La Seguridad del Paciente como Promocion de la Salud

En 1945 el Dr.Henry Sigerist afirmo que la salud se promueve proporcionando entrer otras cosas condiciones de vida decentes,buenas condiciones de trabajo,educación cultura física formas de esparcimiento y descanso .

Para esto se consideraba la participación de un esfuerzo coordinado de lossectores político,laborales ,económicos .de los educadores y los médicos

En 1995 en Otawa se repitió la misma premisa entendiéndose por distintas presentaciones la vinculación de enfermedades con la pobreza condiciones laborales , higiene publicas y habitos de alimentación teniendo en cuenta que existían dos grupos de enfermedades:

1)por causas generales vinculadas al ambiente y causas especificas que se vinculan a factores nocivos

Entonces la definicion mas acertada de promoción de salud es la que afirma que es el proceso que capacita a individuos y comunidades en el ejercicio de un mayor control sobre determinantes de salud para lograr su mejora señalando que la promoción se basa en una combinación de acciones llevadas en conjunto por personas ,comunidades y gobiernos con la finalidad de afectar en forma positiva los estilos y condiciones de vida influyentes en el estado de salud y calidad de vida tratándose claramente de una acción de salud publica esencial

Para dicha promoción se requiere necesariamente que los gobiernos asuman un liderazgo con la creación y adopción de políticas saludables con entornos que favorezcan a la salud generando condiciones optimas de vida que alcance a todoslos actores de la sociedad civil obviamente incluyendo en participación y responsabilidad a la comunidad con el consiguiente respeto de valores étnico culturales y derechos humanos de los diferentes grupos poblacionales y que ponga énfasis en la educación para la salud

En la prevención de la enfermedad como parte de la misma teniendo en cuenta las mencionadas primarias ,secundarias terciarias y cuaternarias el objetivo es la disminución de los factores de riesgo a todo nivel y aqui en especial las dos ultimas adquiere nuestro tema mas preponderancia protegiendo al paciente del evento adverso cometido por errores evitando un impacto en la calidad de vida pregonada por la Promocion o sea que es allí el punto clave de relación e intersección de la influencia de la Cultura de la Seguridad con la Promocion de la Salud.

Papel de la Etica en relación a la Seguridad y Gestion de Riesgos

La Etica se puede aplicar como disciplina que diferencia aquello que esta bie de aquello que esta mal mediante la argumentación racional referidas a expectativas sociales universales que se vinculan al actuar bien de las personas y al no hacer bien las cosas

En el campo de la salud la ética se presenta en varias ópticas

- Equidad distributiva y contributiva del sistema

- Eficacia personal y en utilización de recursos

- Humanizacion de relacion entre pacientes y entre profesionales

- Como marco de relacion de agencia

  Aquí se aprecia que en todos los parámetros se adhiere la Cultura de la Seguridad

  Abarca desde lo individual a los colectivo como línea de moral a fin de proteger

  calidad de atención para mejorar calidad de vida optimizando recursos ,promoviendo

  capacitación y compromiso de los actores denegando ventajas personales de toda

  índole y estimulando variables de actuaciones

  Unidad de la Gestion de Riesgo

  Si encontramos razones de ser de esta unidad tenemos que llamar a una reflexion que

  guie nuestro pensamiento del porque debe estar constituida esta Unidad

  Para ello debemos basar el mismo en los hechos que ayuden a guiar este pensamiento de

  forma constructiva ante las decisiones que afectan riesgos relacionados con la salud.

Roles en la Gestion de SeguridadNivel Micro

Aquie es el desempeño de la gestion clinica ,la actitud del profesional medico ante elpaciente con utilizacion d emedicina cientifica ,centralizacion en el paciente ofreciendo seguridad y efectividad corespondiendo a las persona su aumento en capacitacion para mejorar habiidades y actitudes en seguridad del paciente y al sistema una definicion de responsabilidades ,la supervision y estandarizacion de procedimientos brindando una comunicacion efectiva.

En nivl Meso

Estudiar la politica presupuestaria en relacion a las necesidades sanitarias y su eficienciaA nivel

Macro

Ya inmplica participacion netamente politica para ejecucion de leyes y normativas ,diseño de sistemas y servicios ,y aplicacion de una financiacion

Estos dos ultimos niveles se cumplimentan tenindo la obligcion de evaluacio de nuevas tecnologias cientificas ,la formacion de calidad y seguridad ,apoyo en creacion y mantenimiento d elos sistemas de notificacion y el fomento de implementar practicas seguras

Principios comunes de Sistema de Gestion de RiesgoCompromiso y Liderazgo Directivo

Proyecto Permanente en innovacion y mejoras continuasActuacion antes de fallar de modo

preventivo

Medicion de evaluación de situaciones de actualidad en forma periódica Formacion

permanente a fin de mejorar competencias de los integrantes Conciencia de Riesgos

potenciales y reales

Para conocerlos no existe una una mejor actitud que efectuarse preguntas a fin de siempre tener presente la posibilidad de su aparición

Si la pregunta es que ha ido mal o que le ocurrio a los pacientes mediantelos datos que me ofrecen estudios epidemiológicos,indicadores o la experiencia estoy frente a riesgos reales

Si la pregunta es que puede ocurrir a los pacientes o que puede ir mal ya puedo asesorarme con mapas de proceso y mapas de riesgos entonces hago frente a riesgos potenciales.

Segun Kenney

1) La vida no esta y no puede estar libre de riesgos

2) Actuaciones dirigidas a reducir riesgos pueden traer consigo otros riesgos

3) El costo economico de la reduccion de riesgos puede inducir otros riesgos

4) Una muerte estadistica es diferente a una muerte conocida

5) La evaluacion de los riesgos esta basada en unos valores sociales y culturales

6) Es necesario priorizar objetivos y actuaciones en relacion a los con los riesgos para tomar decisiones efectivas

7) Sopesar riesgos y costos de las actuaciones frente a los mismo no supone falta de etica Poner en funcionamiento programas de gestion de riesgos sanitarios es una de las recomendaciones realizadas por diferentes organizaciones e instituciones internacionales comprometidas con la calidad de asistencia

Los Objetivos son :

Describir los diferentes riesgos existentes en las organizacines sanitarias y su entornos Identificacion de los componentes de riesgo

Diferencias las etapas de la gestion de riesgoPlanificacion del analisis de riesgo

Definir indicadores, standards y monitorizacion. Descripcion de rasgos de un suceso centinela Enumeracion de suceso centinelas de mayor gravedad Construccion de indicadores de seguridad en un servicio

Diagnosticar riesgo en funcion de su magnitud ,tracendencia y probabiidad de prevencionSituar riesgos existentes en los servicios sanitarios en una matriz de gestion de riesgo

Una vez que ingresa un paciente a un centro sanitario comienza la posibilidad de exposicion a riesgos asistenciales implicando la probabilidad que acontezcan sucesos y desenlaces negativos o desfavorables

Estos riesgos son multiples y en general se gestionan de en forma descoordinada con ausencia de informacion precisa para ello y los mismos de tipo variado afectando personas ,instalaciones , recursos economicos ,prestigio y renombre de una institucion con la consabida perdida de confianza a las mismas.

La vision global de la gestion de riesgos implica que forme parte de una cultura proactiva de calidad mediante la seguridad requeriendo que se impliquen en laseguridad de la atencion de la salud todos los profesionales

La presencia de produccion de errores y riesgos provoca necesidad de una adecuada gestion de riesgos con el compromiso ineludible de profesionales y funcionarios de gestion sanitarios adoptando una actitud que se oriente al uso de metodologias que permitan identificacion de problemas y sus causas originarias para el desarrollo de estrategias de prevencion o de reduccion repetitiva de errores

La gestion de riesgo sanitario tambien denominada riesgo clinico combina tres tipos de riesgo interindependientes :

El inherente al paciente en si por la patologia que pueda padecer acorde a un condicionamiento por factores intrinsecos (edad, comorbilidades, nivel educativo etc.)

El referente a decisiones medicas sobre estrategias preventivas ,diagnosticas y terapeuticas.

El ocasionado al implementar las decisiones que se van adoptando en relacion como la comunicación y trabajo en equipo

En experiencia en otros paises europeos la introduccion de la gestion de riesgos obedecio mas alla de una preocupacion de mejorar la calidad por un aumento de reclamos o demandas.

La implementacion de estos programas de gastion de riesgos sanitarios puede beneficiar a todos los involucrados en la atencion de la salud

Pacientes por recibir una mayor seguridad

Profesionales en relacion a un incremento de seguridad en su actuacion provocando una mejor satisfaccion y tranquilidad para el desempeño de su actividades

Enlos responsables directivos de administracion y financiacion recibiendo estos un mayor rigor en la gestion de su responsabilidades

Modelos de afrontar riesgo sanitariosUltraseguro: tien como objetivo final la eliminacion del riesgo mediante normas y supervision de las autoridades evitando una exposicion innecesaria de quienes estan en la primera linea de atencion sanitaria aplicable en radioterapia o transfusiones

Alta fiabilidad: asuma riesgos no erradicables pero con posibilidades de reduccion y control con un planteamiento de actuacion que se centra en la formacion y entrenamiento de los profesionales en la actividad diaria aplicable en cirugia programada y anesthesia

Ultraadaptativo asume el riesgo como parte de la actividad diaria tal como es adaptable a la urgencia u otros procedimientos en medio de condiciones adversas basandose en la autonomia ,capacidad ,experiencia y pericias de profesionales

Como se aprecia dado que los limites de los modelos no son nitidos en un amplio sentido para mejorar la seguridad del paciente deben combinarse actividades y estrategias entre todos ellos combinando el aprendizaje de aquellas cosas que han funcionado mal (enfoque 9 y la prevencion de potenciales riesgos para evitar el impacto y consecuencias ante los procedimientos realizados (enfoque proactivo)

Implicancia Actual en la Investigacion

En la actualidad la seguridad del paciente y la gestión de riesgo han provocado un mayor interés en la investigación

El enfoque humanitario que ya se remonta a otras épocas continua dejando abierta la investigación

Los avances en los estudios ergonómicos involucrando al propio personal de salud también se ha reflejado ,existe un mejor interés en la salud del personal sanitario acorde a su trabajo especifico y las complicaciones que este pueda producir dado que en un plazo indeterminado estas complicaciones puedan repercutir en un error que pueda afectar a los pacientes con la lógica repercusión del evento a cualquier nivel

Existe un latiguillo que se repite en los pasillos sanitarios ya casi ancestralmente dice que la comodidad del trabajador ya sea medico administrativo o de cualquier área es la comodidad del paciente es decir que con su comodidad puede efectuar su tarea en mejor condición lo que repercute en la calidad de la atención del paciente

Es allí donde la investigación ha llevado a la conclusión que la diversidad de esas barreras de contención que brinda en su totalidad la seguridad del paciente están involucradas con la aparicion de errores en los constantes riesgos y esta investigacion que se esta haciendo mas constante y frecuente se ha enfocado en analizar cada una de dichas barreras que puedan alterarse en generación de riesgos concluyendo en que estos no son solo por un factor individual que es lo mas fácil de pensar y hasta de tomar conductas que serian siempre se tipo punitivo dad que implicaría una cultura de culpabilidad de mayor connotación jurídica que se contrapone al estudio análisis y conclusiones que impone la visión general que estudia el porque del error constituyendo una cultura de seguridad la cual implica conocer el error para evitarlo dando paso asi a la construcción de la gestión de riesgos

La Gestion de Riesgos basa sus resultados en referencia a la calidad tecnica ,en lo economico dado que la eficiencia optimiza gastos,en la equidad porque debe ser accesible atodos y en la satisfaccion de los usuarios ya sean estos los pacientes o los trabajadores de la salud en concreto son resultados en terminos de impacto sobre la salud y calidad de vida de los pacientes con un constante aporte de datos que permitas conocer el desempeño de la gestión

Gestion de Riesgo en Emergencias y Desastres

En distintos países se han diseñado estrategias dentro de política de sanitaria mediante diversas propuestas y resoluciones programas relacionados al desenvolvimiento del hospital en el marco dentro del marco de emergencias criticas y desastre teniendo en cuenta el riesgo que el mismo produce y la posibilidad e cometer erores ante na situación desesperante que indica la extrema emergencia que es el momento donde el hospital u hospitales teniendo en cuenta la magnitud del desatre y ya involucramos en mayor importancia todo el sistema deben estar mejor preparados en cuanto a personal medico ,administrativo,de mantenimiento y economato,con los lideres de cada grupo llevandoa cabo una actividad de dirigencia solida y firme como un capitán de tormentas que dejen una imagen general de hospital seguro
La OPS ha delineado criterios de seguridad hospitalaria para riesgos y desastre

Los mismos indican para su cumplimiento una estructura sanitaria en general que debe resistir el impacto y mantenerse en pie con daños minimos ,sin limitar funcionalidad de equipos y mantenimiento de servicos básicos para atención de heridos y flujo regular de pacientes para al menos en 72 horas acorde a la complejidad del establecimiento ;manteniendo la prestación de servicios a la comunidad con un personal de salud entrenado y organizado ,con funciones especificas que aseguren el funcionamiento continuo del establecimiento y la cobertura de la demanda adicional que se presenta como resultado del desastre

Existen planes hospitalarios de emergencia presentados en componentes general y operativo con la descripción de los pasos a llevar delineados por los Comites Hospitalario de Emergencias

En si son elementos entendidos como posibilitar la reducción de l riesgo dentro del manejo del desastre implementados y enfocados en el proceso del manejo de emergencias criticas documentando cada uno de los procesos de la reducción del riesgo señalando acciones fundamentales para la respuesta en aporte a nivel institucional y territorial.

Estos planes establecen objetivos ,acciones y la la organización del hospital y sus servicios asi como las responsabilidades del personal frente a situaciones de emergencia y desastre controlando sus efectos adversos o atendiendo los daños en la salud que pudieran presentar-

Estos planes deben ser realistas basados en un verdadero análisis del riesgo y la verdadera capacidad hospitalaria,que debe utilizarse como una guía que debe optimizar una repuesta del hospital ante cualquier evento desagradable aun los no previsibles con una redacción entendible sin margen para la duda,con una presicion para el logro de un objetivo.El mismo debe incluir acciones para enfrentar todos los desastres internos y externos con disposiciones relacionadas a actividades y ´lanes de respuestas locales o institucionales

Estos planes deben ser actualizados permanentemente para reflejar la situcion actual y debe ser registrada cada evaluacio,revisión y modificación como parte de un proceso continuo

Debe ser participativo como parte de un compromiso que involucre al personal del establecimiento y a otras instituciones del sector sanitario con un alcance social-

Por el mismo se establece la forma eficiente e inmediata para activación de áreas hospitalarias en función de emergencia interna o externa desarrollando los procedimientos necesarios par al protección de pacientes y su entorno mas el personal y la comunidad misma sin dejar de asegurar la continuidad en la prestación del servicio asistencial durante la fase critica de la situación .

Debe en principio orientarse a identificar amenazas ,vulnerabilidades y posibles escenarios de que se pudieren presentar en un nosocomio relacionados de situaciones criticas definiendo responsabilidades especificas para su preparación activación y efectvizacion de acciones de respuesta a la situaciones criticas.

Es vital tener como llave un proceso de planificación eficiente que mantenga un plan integral de gestión de emergencias diseñado para ser flexible para usarse a modo de un centro sanitario,organismo o bien ente gubernamental a la manera de ciclo continuo exigiendo una reevaluación de las operaciones de planificación y ejecución con la conformación de equipos técnicos que manejen el proceso dentro de cada institución y que el mismo sea de constitución multidisciplinaria participando todas las áreas. Ademas es obvio que cada equipo debe tener un líder o responsable que posea el conocimiento indispesable del funcionamient de la institución y que sea de reconocimiento del personal de la misma a fin que pueda acercar a todos para la elaboración e implementación de planes y además tenga bien a relacionarse con otras áreas extrahospitalarias de distintos actores de la comunidad para asegurar un sostén en situaciones criticas aceptando este concepto la integración de planes comunitarios y territoriales de gestión de riesgos de desastres .Esta premisa puede ser apoyada con actividades de comunicación y promoción de la salud.

CAPACITACION

La instalacion de la cultura de la Seguridad alcanza su mayo dificultad por tratarse de un cambio.Es habitual cuando ocurren situaciones paradigmaticas los cambios lleven un tiempo en aceptacion y acostumbramiento a dichas situaciones paradigmaticas ,ha sido siempre una constante historica lindante con utopias ,tal vez signadas por la falta de credibilidad .

Aqui tenemos que tener encuenta que este cambio debe ser adaptable a distintos niveles dado que como venimos exponiendo va desde lo individual a lo colectivo llegando inclusive a diseño de politicas de estado debiendo luchar contra intereses creados.

La evolucion de la atencion sanitaria ha crecido en forma exponencial los ultimos 20 años tanto en conocimiento de enfermedades como en innovaciones tecnologicas que han mejorado la expectativa de vida desde el siglo xx ,pero ademas el cambio ideologico hacia una humanizacion en defensa de los derechos humanos que han repercutido en los derechos del paciente dan un contexto diferente al netamente cientifico en que se baso la calidad de la atencion sanitaria.

A estos elementos se agregaron un reconocimiento de la posibilidad latente de produccion de errores y riesgos lo que hace imprescindible un cambio de actitud basandose en la prevencion utilizando el error como aprendizaje y no como castigo y la instalacion de la gestion de riesgos

Sin duda es o de los desafios de la actualidad que no se mantiene al dia solo con procedimientos y tecnologia de ultimo momento tratando de brindar una atencion mas segura en entornos complejos bajo presion y movimientos veloces ante situaciones en las que siempre hay algo en que puede salir mal sabiendo que los eventos adversos siempre pueden ocurrir ocasionando en los pacientes daños involuntarios muchas veces graves durante una practica medica o bien como consecuencia de una desicion medica Ya muchos paises del mundo han reconocido que la seguridad del paciente es importante generando formas y metodos para mejorar la atencion sanitaria poniendo enfasis en una mejora de la seguridad.

Ademas se ha reconocido la importancia de la educacion a profesionales de la salud y a personal sanitario en general en los principios y conceptos relativos a la seguridad del paciente tratando de fortalecer lascompetencias al ritmo de lo complejo de los sistemas y exigencias laborales

Hoy en dia la OMS lidera un emprendimiento global que se destina a potenciar la educacion en seguridad del paciente con sus enfoques que desemboque en un a futura generacion de trabajadores sanitarios educados con el fin de ejercer una atencion medica entrada en el paciente extendiendo este emprendimiento a todo el planeta

La OMS ha dictado guisa curriculares de alcance multiprofesional esforzandose en ayudar a universidades y facultades de ciencias de la salud asi como sociedades cientificas de todas las disciplinas de atencion sanitaria para integrar el aprendizaje de la seguridad del paciente agregando a sus programas curriculares ya existentes pretendiendo que estas r ecomendaciones y procedimientos sean mensurables en funcion de conocimientos y habilidades que se adquieran ya desde un pregradopara lograr una mejor preparacion al comenzar la practica profesional de manera mas segura.

La atencion sanitaria centrada en la persona se esta tornando cada vez mas compleja y especializada ,por lo tanto hoy en la capacitacion se presta cada vez mas atencion a un trabajo cohesivo en equipo aplicado a la salud dando por entendido que una labor cooperativa exige un alto grado de comunicacion ,con transferencia precisa de tareas y resultados;y funciones y responsabilidades claramente definidos con un entendimiento realista de los riesgos inherentes de la medicina moderna que necesita de la cooperacion de todos los agentes de salud profesionales o no adoptando un enfoque proactivo de la seguridad

Se incluye ante todo el dialogo con el paciente respetando derechos ,necesidades,expectativas ,temores y anhelos

Las distintas asociaciones de Enfermeria Medicina incluyendo Odontologia se han pronunciado a favor de esta capacitacion que promueve la OMS a traves de las Guias Curriculares sobre seguridad del paciente.Existen movimientos de particulares no medicos o agentes de salud que estan de acuerdo con los cambios y lo promulgan desde el mismo pregrado teniendo en cuenta que esos estudiantes mañana seran medicos y ademas se involucran ellos a fin de inclusion de pacientes y familiares

Las guias curriculares se diseñan para que puedan ser integradas con facilidad a los programas curriculares que existen en las carreras de salud utilizando un flexible enfoque a fin de favorecer rasgos especificos de cada uno de ellas ofreciendo a facultades y universidades de ciencias de la salud con posibilidad de adaptacion personalizadas ,segun requerimientos de ambitos locales y para necesidades pedagogicas de estudiantes

Las guias curriculares multiprofesionale vienen desarrollandose desde 2009 en una coordinacion de trabajo que evaluo la evidencia cientifica disponible y se ha desglosado en en secciones

Estas secciones son

A)   Es la dirijida a educadores de ciencias de la salud brindandoles un apoyo mediantes conocimientos y herramientas que les permita desarrollar las habilidades necesarias para implementar la educacion en seguridad del paciente proveyendo tecnicas de exploracion de esta materia se puede insertar dentro de los programas ya vigentes en cualquier institucion y destaca principios de educacion esenciales para la enseñanza y el aprendizaje de la seguridad enfatizando el compromiso del cuerpo docente como vital para sostener todo este tipo de programas

B)   Se dirije a educadores y estudiantes de ciencias de la salud mediante 11 programas sobre la seguridad del paciente de accesible enseñanza que pueden utilizar en conjunto o independiente de cada forma cubriendo una amplia gama de contextos de enseñanza y aprendizaje

Estos tema son: Que es la seguridaddel paciente? ,Aplicacion del factor humano como
importancia en la seguridad del paciente,Entendimiento de los sistemas y complejidad en la atencion del paciente,la eficiencia de cada integrante del equipo,como aprender de los errores,entendimiento y manejo del riesgo clinico,la utilizacion de metodos de mejoras de calidad a fin de mejorar la atencion,el compromiso con pacientes y su entorno,prevencion y control de infecciones ,procedimientos invasivos y seguridad y seguridad de la medicacion.

Guia para el docente

Aqui el desarrollo de este aspecto se basa en el motivo por el cual los estudiantes de carrerasde salud necesitan educarse en seguridad para el paciente

El analisis habitual dice que todos los metodos y procedimientos que han producido mejorasen el sector sanitario paralelamente poseen la la caracteristica de provocar riesgos y errorescon reacciones adversas que han repercutido en la aparicion de la seguridad del paciente como una disciplina especializada.la cual obliga a medicos ,personal sanitario en general ,funcionarios gubernamentales a familiarizarse con conceptos y principios de la seguridad delpaciente involucrandose todos en una gran tarea en materia de atencion sanitaria debiendo preocuparse por comprender la magnitud del daño que pudiera producirse en fallas de seguridad y entender que la atencion debe avanzar a una cultura de seguridad ;por estos motivos debe brindarse una nueva capacitacion y formacion y entonces desde el pregrado mismo puede comenzar para aprender a conocer el impacto del sistema sobre la calidad y la seguridad de la atencion sanitaria

Desde estudiantes se deben aprender a prepararse a manejar estos desafios en una disciplin que no es tradicional pero que esta marcada por los permanentes cambios que se vienen produciendo en la atencion medica por la incorporacion de distintos elementos y procedimientos representando un area que integra a las areas tradicionales haciendo de la seguridad del paciente un problema de todos.

Generar en los estudiantes el conocimiento en seguridad del´paciente conlleva un proceso que debe darse a lo largo de todas las carreras de la salud instruyendo a los mismos apenas ingresan a las unidades hospitalarias para concentrarse en los pacientes y conocer mas la realidad del sistema que se contrapone a lo aprendido habitualmente en el pregrado.

Haciendo historia por primera vez en un estudio realizado en Harvard en 1991 se describio por primera vez la magnitud de los daños ocasionados en pacientes ,en los demas paises descubrieron iguales resultados independientemente de sus culturas y tipos de sistema de salud acercandose a una concientizacion medica del daño al paciente lo que aumento la revision y el analisis del cuidado del paciente en salud dentro de sistemas cada vez mas complejos a colacion de los cambios en tecnologia ,medicametnos y procedimientos invasivos
.

No ha existido en general una educacion en seguridad del paciente paralelos a la exigencia requerida por la fuerza laboral ;pudiendo recien en los ultimos años a ganar terreno dentro de la educacion medica en base a publicacion de literatura correspondiente.

Los distintos estudios han demostrado que la educacion en seguridad era muy limitada sin margen para hacer una autoevalucion sobre el tema teniendo en cuenta autodeficiencias .

Existen distintos factores que han impedido la educacion sobre la seguridad del paciente com la falta de reconocimiento por parte de losformadores demedicos en el sentido que la enseñanza y aprendizaje de la seguridad del paciente constituye un importante aspecto en las carreras de salud y que se puede vincular a la enseñanza habitual.Asi tambien la falta de integracion a la lectura que deberia integrarse a los programas de educacion medica.

En otros factores los docentes deben cambiar su actitud debiendo ser mas abierta a las nuevas areas de conocimiento que se han centrado en la prevencion de eventos adversos que generan los errores.

La falta de honestidad respecto errores puede constituir una practica profesional indebida con sanciones que no es el centro en este tema aqui es como no llegar a esta instancia analizando todas las fallas que pudieran producirse y como tratarlas que haria efecto sobre cualquier paso del sistema por lo tanto se debe tener presente que los profesionales de la salud y trabajadores de la salud deber ser responsables de sus acciones y en el caso de los profesionales esto debe aprenderse desde estudiantes pasando por la residencia de especialidades   medicas y estos ser correctamente supervisados a fin de cubrir todo el sistema

Debido a que las circunstancias que rodean rodean los evenos adversos son complicadas es conveniene antes de emprender cualquier decision o accion sobre responsabilidad personal la utilizacion del enfoque sistemico para una mejor compresion de lo sucedido y porque recordandoesta cultura libre de culpa es aplicable a profesionales mas jovenes y a aquellos de mayor experiencia conjugando la responsabilidad del sisema a la personal sin ransferrencia de responsabilidad a los trabajadores individuales d e la atencion clinica por parte del sistema

Debe entender la organizacion la diferencia entre violaciones y equivocaciones implementadose mecanismos de responsabilidad justos ,transparente y predecibles que concienticen a todos losagentes de los asuntos por los que se los pueda hacer responsables

Dado que los paciente pertenecen tambien al sistema debe ponerse atencion a su nivel de alfbetizacion y cultural que puede poner enriesgo cualquier tratamiento y uno de los mayores eventos es cuando los pacientes abandonan medicacion al sentirse mejor sin haber terminado eltratamiento ,por eso es importante extremar medidas para lograr el buen entendimiento del paciente a cualquier tratamiento y sus variantes a fin de evitar diferencias que puedan provocar daños

Aqui es donde s ehace imprescidible aplicar ante estos multiples eventos adversos el usa d elas capas defensivas de Reason en forma de sucesion de proteccion(compresion conciencia, alarmas
,advertencias ,restauracion de sistemas ,barrerasde seguridad ,contencion,eliminacion, evacuacion
,escapey rescate)diseñadas para prevenir fallas en la capa subyacente y es donde se aprecia la ventaja del enfoque sistemico al abordar investigacion de situaciones en cada una de las capas afin de encontrar formas en las que en cualquiera de dichas capas se pueda mejorar

Las guias señalan y resultan de la importancia de la comunicacion y el trabajo en equipo que es lo que tambien se debe hacer comprender a los estudiantes y como mejor manera hacerles formar a la manera de observadores cualquiera de estos equipos para compenetrarse tempranamente en el tema apreciando las caracteristicas de los equipos acorde a sus naturalezas conociendo la funcion de cada integrante y la via de interactuacion entre los mismos a fin de toma de decisiones ,y los conocimientos que emplean bajo carga de trabajo y presion,actuando como unidad colectiva

En las guias se marca la necesidad de formacion de distinos comites a fin de asistir a la gerencia degestion de distintos problemas no siendo ajeno la gestion de riesgos o bien a los ejercicios d planificacion

Cada area puede contar con su equipo de planificacion y coordinacion de atencion

Los equipos principales se compones de lideres e integrante que participan directamente del cuidado del paciente

El equipo de coordinacion es el grupo reponsable de la gestion operativa diaria y funciones de coordinacion y gestion de recursos para equipos principales correspondiendo en hospitles duchafunciones a enfermeria

Para atender eventos emergentes o especificos (emergencias cardiologicas ,obstétricas o respuestaante desastres)con integrantes provenientes de equipos principales

Equipos auxiliares son aquellos que se componen de lersonalde limpieza o maestranza brindandoatencion especifica tanto a pacientes como a profesionales a la manera d equipo de servicio auxiliar cuya prestacion de servicios es el apoya al equipo principal

Existen equipos de apoyo compuestos por personas que prestan servicios indirectos y especificos de cada area dentro d la institucion ayudando a facilitar optimizacion en la atencion del paciente y su entorno familiar cuyos roles se integran en el sentido de gestion logisitico dentro de una institucion asegurando la eficiencia operativa y seguridad del paciente

La integracion delprograma de guias curriculares enseñando a los estudiantes metodos de atencion clinica desde primer año introduciendo los temas de seguridad del paciente hara que hasta el final de carrera haciendo un tema constante que se hara habitual ya en el momento de ingresar a un lugar de trabajo

Si damos como ejemplo en Microbiologia o estudio de Infecciosas se les puede enseñar a minimisar las infecciones a traves de un control de las mismas

En cada area las guias curriculares se estructuran objetivos pedagogicos, metodos de enseñanza y metodos de evaluacion impartiendose el programa mediante disertaciones ,practicas medicas,revisiones por internet ,actividades en guardias hospitalarias enseñanzas tutoriales con grupos reducidos , aprendizaje,simulacros ,aprendizaje en resolucion de problemas y los cursos tutoriales tradicionales.

Se puede pensar la seguirdad del paciente como una materia independiente conectada a otras materias meiante disertaciones en relacion a temas surgidos en clases o bien en practicas de procedimientos

Es importante exponer casos diversos de pacientes para aprender a buscar errores comentarlos, analizarlos y dejar aclarado cual o cuales fueron los errores para delinear futuras conductas

Los cursos tutoriales en especificidad de procedimientos presentan una inmejorable oportunidad para reforzar conocimientos y aplicar la seguridad del paciente para cada procedimiento

Para colaborar con la participacion docente en la enseñanza d ela seguridad se cuenta con distintasestrategias:

.Talleres de la materia o disertaciones docentes

.Promocion de la seguridad atraves de invitaciones como oradores a expertos en el tema

.Compromiso y estimulo de los doentes para inclusion de la materia dentro de sus programas

.Incluir linea paralela de educacion en seguridad en el post grado.
Formulacon clara de objetivos pedagogicos de la seguridad

Proveer de apuntes tutoriales sobre los temas de seguridad del paciente Evaluacion de contenidos en examenes.

Con estas premisas se pretende que la educacion para arrojar mejores resultados con los pacientesconllevando practicas seguras

Se busca lograr que los casos de estudios sean familiares al estudiante como para el medico recibido y especialistas

Al darle al estudiante la oportunidad de realizar practicas seguras tornando estas en un habito

Como cualquier tipo de enseñanza el mayor desafio consite en la transferencia del aprendizaje al trabajo encarando las situaciones clinicas con mentalidad orientada a la seguridad del paciente

Manera de aprender de los errores

La notificación y seguimiento de pacientes centran en la recopilación y análisis de información decualquier evento que podría dañar a un paciente dentro del ámbito de atención sanitaria

La notificación de incidentes es un componente fundamental que dispone una organizcion paraaprender del error sin tomar los enfoques personales que tienden a negarlos

La notificación de incidentes y su análisis dependen del liderazgo y de la cultura de organización que es lo que finalmente guarda relación con la seguridad de los pacientes

Se han desarrollado una serie de modelos que utilizan la causas radicales denominado modelo de Londres que pregunta los incidentes que deberían investigarse ,la manera de revisar los registros ycomo encuadrar el problema preguntando como ocurrio identificando los problemas de gestión oporque ocurrio identificando los factores coadyuvantes

El seguimiento facilitado es un proceso orientado a identificar procesar ,analizar e identificar y analizar y notificar incidentes y desaciertos con la fianlidad de de realizar mejoras en la atenciónsanitaria

Este seguimiento es una actividad continua que comprende:

Debatir sobre los incidentes como tema permanente en reuniones semanles de controlRevision semanal de áreas donde se conoce cometer errores

Integracion de equipo con análisis minucioso de los hechos que constituyen un incidente como analisis de tipo formativo no inquisidor buscando culpables

Identificacion de cuestiones relativas al sistema como para poder abordarlas distintos miembrosdel personal sin tomar conocimiento de facultades

Muchas organizaciones fomentan notificación de desaciertoscomo valor agregado de identificarpotenciales nuevos problemas

Aplicacion del Factor Humano

En las guias curriculares se pone enfasis en lel factor humano dando importancia al mismo desdeel pregrado para alcanzar una relacion entre el mismo y la seguridad del paciente a fin de aplicar los conceptos al entorno laboral y optimizar su relacion con la tecnologia aplicando informacion con la conducta ,habilidades y limitaciones humanas diseños de maquinas y sistemas ,tareas
,puestos de trabajo y el entorno que el ser humano pueda utilizar en forma efectiva , productiva segura y comoda sin olvidar el reconocimiento de los potenciales errores para un mejor desarollo de estrategias para aprender de equivocaciones para reducir su frecuencia y daños.

Mediando una gestion de factores humanos aplicando tecnicas proactivas que se dirijan a la minimizacion y aprendizaje de los desaciertos y dentro de la cultura de trabajo incentivar la notificacion de los eventos adversos y errores

Con el estudio delos factores humanos se concentra un enfoque de mejora de la seguridad tomando nocion que la interacionde de los humanos con tecnologia es importante para no prescindir y no exagerar con la misma

Es importante tener en cuenta como la fatiga el stress ,la mala comunicacion puede influir en tareas que lleven a errores situacion que puede ser crucial en Salud

La base fundamental del estudio de los factores humanos se realciona en el procesamiento de informacion que efectua el humano adquiriendo informacion de todo aquello que lo rodea con su respectiva interpretacion y la respuesta posible es decir que son distinta etapas y por ende en cadauna puede ser factible la ocurrencia de error

El ser humano a comparacion de una maquina que es predecible y confiabla cuando recibe un mantenimiento adecuado es impredecible y confiable dado que la habilidad para procesar informacion se limita a la capacidad de memoria de trabajo pero como compensacion tiene creatividad imaginacion y felxibilidad en elpensamiento que permite una amplia gama de recursoslo que da margen a la distraccion que es un punto de fortalezay debilidad en este ultimo caso predisponiendo a los errores olvidando prestar atencion a distintos aspectos de una situacion que se malinterpreta tomando una descion defectuosa con errores tontos que van mas alla del nivel de experiencia ,inteligencia motivacion o alerta .Estassituaciones en el ambito de atencion sanitaria seoman como errores de consecuncia al paciente

estas consideraciones son recodatorias que cometer un error no es tan malo como inevitable lo que segun Reason el error es la desventaja de tener cerebro llamando al error como una falla en una accion planeada para alcanzar un resultado deseado o bien una diferencia entre lo hecho y loque debio hacerse

Citaremos ejemplos de casos en los que se cometen errores ,brindando un ligero análisis y señalaremos que barrera ha sido superada y que medida se puede implementar para que no se volviere a cometer un error similar o bien mitigar el impacto de dicho error.

Paciente de 21 años femenina que concurre a guardia hospitalaria por dolor abdominal de 12 hs de evolución el mismo se inicio en hemiabdomen inferior con mayor localización en fosa iliaca derecha y se irradia a dorso ,refiere cuadro de disuria 20 dias atrás y que concurrioa medico particular que indico antibióticos diagnosticando en ese momento infección urinaria y qu el cuadrocedió a los 4 dias posteriores a dicha consulta dejando la paciente la medicación ,se le realiza análisis complementario de sangre y orina y se encuentra aun contaminación urinaria en el sedimento con alza en globulos blancos leve .Se diagnostica como infección urinaria y se le reinstala tto con atb .,vuelve a su domicilio pero no consigue una mejoría franca y al dia siguiente concurre nuevamente a guardia pero de otro nosocomio donde se le repite examen medico y de laboratorio mas rx que no arroja resultado que da en observación con hidratación y medicación analgésica para que al cabo de algunas horas y con una mejoría sintomática vuelva con la misma medicación a su domicilio insistiendose en el diagnostico anterior.Durante la noche vuelven los mismos dolores y en la madrugada ante el empeoramiento del cuadro regresa a la guardia donde consulto por primera vez ,se repiten estudios ,se mantiene en observación ,se pide una consulta con Ginecologo de guardia y se solicita ahora Ecografia Abdominaly ginecologica que no será posible realizar dado que el nosocomio solo cuenta con imágenes durante el turno de mañana y enotros nosocomios no se hace o la situación es la misma que en el de consulta.

En horas de la mañana el cuadro empeora y se apreian signos de sepsis mas una distensión abdominal con reacción peritoneal además en rx aparecen signos de perforación lo que obliga unaconsulta con cirujano de guardia quien indica una cirugía de urgencia .La misma se realiza y se encuentra una peritonitis generalizada a punto de partida apendicular que obliga a dejar un abdomen abierto y contenido lo que indica una reoperacion para lavado y cierre a las 48 hs.

Al cabo de 10 dias la paciente evoluciona bien y se le da alta con curaciones y controles semanalesy se le indica que no puede comenzar con sus tareas habituales en 60 dias a la fecha del alta

Si analizamos aquí ocurrio algo que es común en la practica que un Jefe alguna vez denomino rotulación de pacientes es decir que un paciente ingresa a un consultorio o guardia con un diagnostico y por continuar el mismo se mantiene conducta con gasto innecesario de estudios y terapias que no darán resultado con la consecuencia de un empeoramieto del paciente que lleva finalmente a tomar medidas extremas sin asegurar un éxito en la evolución haciéndose tórpida la misma con mayor cantidad de días de internación y gastos y una reinserción del paciente a su vidanormal y tal vez secuelas que a largo plazo desorganizen dicha vida lo cual implica un alcance tal vez socio económico

Impresiona solo un caso clínico pero si buscamos fallas y no culpables encontramos que tal vez la falla diagnostica sea una falla en capacitación pero debemos agregar ,una falla en comunicación que se distorsiono y con esa rotulación diagnostica dela paciente prolongo tiempo de diagnostico real a lo que cierta dificultad en afinar algunos estudios como falla en el sistema han generado una situación de error con un daño que tal vez pueda ser permanente para la paciente con alcance a la sociedad misma porque esa persona tal vez no tenga el mismo rendimiento al continuar con su vida habitual Este caso es de tipo clínico quirúrgico pero de cierta similitud se encuentra a diario y si pensamosel gasto que ocasiona cada uno de ellos vemos como se resiente todo el espectro sanitario y su credibilidad

Se han cometido errores de comunicación aplicando medicaciones incorrectas,especialmente encambios de turnos lo que indica errores de supervisión.

En traslado de pacientes por falta de empatía entre profesionales también se han cometido erroresallí se destaca además de la falla en la comunicación muchas veces por egos personales una violación de principios éticos .

Tenemos población que mas alla de escasos recursos económicos presentan escaso nivel intelectual y aun un bajo coeficiente en el cual es importante la comunicación remarcando las indicaciones y si es posible evitando desencuentros que lleven a conflictos legales perjudiciales desde el medico a todo el sistema mismo dejando asentado por escrito doble que uno quede en elservicio actuante y el otro es el que recibe el paciente

Asi mismo en lo referente a indicaciones no solo el paciente sino su entorno debe involucrarse enlos cambios en la evolución ,tratamiento e indicaciones finales de alta adquiriendo el mismo una responsabilidad que de seguridad al paciente .

Hemos visto que muchas veces en el momento del alta no se hace presente nadie y eso genera que ante cualquier contingencia el entorno tergiverse situaciones llegando finalmetne a conflictos

Como vemos todos estos ejemplos pueden ser del dia a dia en el sector sanitario.

Conclusiones y opinión personal

Para finalizar con este breve compendio como conclusiones se puede afirmar que solamente hay un camino por el cual se puede mejorar la Seguridad del Paciente que sin duda es una base para loque significa una Gestion de Riesgos

Debe considerarse asi dado que las premisas de la seguridad van desde lo personal a lo colectivoya instalándose en un macro que compete a Politicas de Estado.

Para llegar a estas solo se puede alcanzar los objetivos trazando estrategias que se basen en Concientizacion,Capacitacion,Trabajo y Consecuencia de actitudes

Este es un paradigma en lo sanitario y en la educación con cambios que deben instalarse desde la formacion de pregrado y ya en la etapa básica postgraduacion los profesionales estar embuidos en estos conocimientos que son generales y aplicados a cada especialidad a la manera de protocolos.

Se puede afirmar que la Seguridad del Paciente es una especialidad preventiva dado que puedeevitar errores aprendiendo de los mismos o mitigando su impacto y secuelas ´pudiendo que aquellos generen una situación de desagrado y falta de credibilidad en el sistema protegiéndolo

Finalmente podemos afirmar que es de protección legal para los profesionales médicos y todo el sistema en si lo que evitaría demandas y si las hubiese de poder demostrarse que se siguieron los mencionados protocolos evitarían su continuación o cualquier contigencia desfavorable aprofesionales y su alcance al sistema.

En lo personal considero un viejo dicho que un jefe alguna vez en mis comienzos en Cirugia me dijo:"la comodidad del Cirujano es la comodidad del paciente "; si parafraseamos el mismo podríamos afirmar que la seguridad del paciente es la seguridad del medico y también del sistema"

Tras muchos años de practica con diversos resultados ,haber pasado por situaciones extremas,incluyendo contestar demandas hoy esto puedo considerarlo como un aprendizaje y experiencia de vida volcado a la practica diaria y tener la posibilidad de transmitir toda ella a generaciones que se inician y futuras.

GRACIAS

CONTENIDO

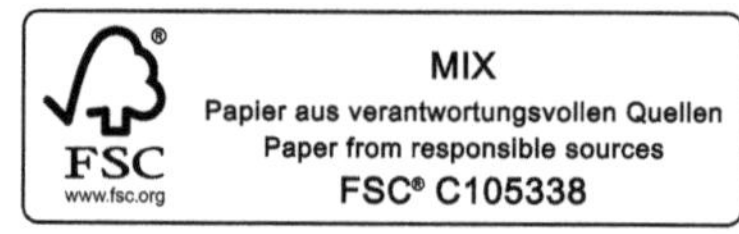

Printed by Books on Demand GmbH, Norderstedt / Germany